날씬해지고 싶다면
다이어트를 그만둬라

DIET YAMETARA YASECHATTA 〈revised edition〉 by NATSUME Matsuriko
Copyright ⓒ 2006, 2009 NATSUME Matsuriko
All rights reserved.
Originally published in Japan by Saiun Publishing Corporation, Saitama.
Korean translation rights arranged with Saiun Publishing Corporation, Japan
through THE SAKAI AGENCY and ERIC YANG AGENCY.

이 책의 한국어판 저작권은 에릭양에이전시를 통한
Saiun Publishing Corporation과의 독점 계약으로 도서출판 이아소에 있습니다.
저작권법에 의해 한국 내에서 보호를 받는 저작물이므로 무단전재와 무단복제를 금합니다.

날씬해지고 싶다면
다이어트를 그만둬라

나쓰메 마쓰리코 지음
임정희 옮김

이아소

여는 글

다이어트를 그만두면 살이 빠진다

이게 무슨 운명인지 모르겠지만, 나는 초등학교 6학년 때부터 첫아이를 낳은 뒤까지 무려 18년에 걸쳐 내 몸을 가지고 인체 실험을 해왔다.

실험 주제는 이 세상의 온갖 다이어트 방법을 직접 체험하는 것. 그 결과 분명히 알게 된 법칙이 있으니, 다이어트란, 하면 찌고 안 하면 빠진다는 것이다.

무슨 소리냐고? 잘 들어보시라. 이 세상에는 어떤 미신 하나가 두꺼운 낯짝을 하고 설치고 있다. 그것은 "살을 빼려면 다이어트를 해야 한다."는 대명제이다. 우리는 모두 그것이 진리인 줄 알고 있다.

"당연한 거 아니야? 다이어트를 안 하고 어떻게 살을 뺀단 말이야?"

혹시 이렇게 과민 반응을 보이고 계신다면, 당신은 남부럽지 않은 다이어트 의존증 소질을 보유하고 있다고 하겠다. 왜냐하면 다이어트 의존증 보유자의 믿음은 거의 광신도 수준이기 때문이다.

그다지 뚱뚱하지도 않은 사람이 다이어트를 하겠다고 하면 주변의 눈초리가 싸늘하다. "다이어트 할 필요 없잖아?" "몸 망가지니까 그만둬."

의사는 이렇게 말할 것이다. "무리한 다이어트는 하지 마시고, 우선 영양소가 결핍되지 않도록 균형 잡힌 식사를 하는 데 신경을 씁시다."

이런 반응에도 다이어트 의존증을 가진 사람의 결심은 확고하다. "일반적으로는 그럴지 몰라도 내 경우는 달라."라고 하면서 자신을 일반론에서 제외시키려는 것이 다이어트 의존증의 큰 특징이다.

그리하여 "내가 바라는 건 표준적인 몸 같은 게 아니야. 표준적인 몸보다 훨씬 날씬한 몸이라고. 그렇기 때문에 일반적인 생활을 해서는 안 된단 말이야. 체질적으로 마른 사람과 달리 난 쉽게 살이 찌는 체질이라 어쩔 수 없어!" 하면서 비장한 각오를 하는 것이다.

나는 잘 안다, 그 마음을. 그래서 몸에 나쁘니까 다이어트 하지 말라는 촌스러운 말 같은 건 절대 안 한다. 건강하지 못한 마른 몸보다 통통해도 건강한 게 더 매력적이지 않느냐면서 살 빼기를 포기하게 만들려는 생각도 전혀 없다. 왜냐하면, 나도 단념하지 않았으니까.

내가 하고 싶은 말은 따로 있다. 당신이 다이어트에 홀딱 빠져 있는 한, 날씬해질 수 있는 가능성은 거의 없다고 봐야 한다는 것.

우선 실제로 보고 들을 수 있는 주변 사람들의 이야기를 떠올려 보자.

"다이어트를 꼭 하고 싶었는데, 의지가 약해서 실패했어."

"열심히 다이어트를 했는데도, 살이 안 빠지더라."

"애써서 다이어트 해서 살이 좀 빠졌나 했는데, 다시 원상복귀야."

현실 속에서는 이런 이야기가 훨씬 많이 들려오지 않는가? 그렇게나 '효과 없음'을 보여주는 증거들이 눈앞에 즐비한데도, 다들 이런 생각을 하고 있지 않은가? "그러면 다음에 더 좋은 다이어트를 하면 되지." "다음에는 반드시 실패하지 않는 다이어트 방법을 찾아낼 거야." 그러니까 모두가 계속해서 똑같은 함정에 걸려들고 있다는 이야기다.

그도 그럴 것이 여기엔 이유가 있다. 다이어트라고 하는 전형적인 사고방식과 행동방식이 기본적으로 우리 몸을 날씬하게 만들지 못하는 메커니즘을 갖고 있기 때문이다. 설마 그럴 리가 있겠느냐고? 그렇다면 이 사실을 아주 간단히 증명하는 예를 하나 들어보겠다.

지금 널리 정착되어 있는 '살 빼기 위한 다이어트'는 기본적으로 칼로리 제한에 바탕을 두고 있다. 제2차 세계대전 이후 미국에서 감량 테크닉이 처음으로 등장했다. 뭐든지 무조건 대규모로 하는 것을 좋아하는 나라니 먹을거리도 대량 생산과 대량 소비가 지상명령이었다. 안 그래도 덩치 큰 사람들이 많은 판국에 초 헤비급 뚱보가 늘어나기 시작했고, 이것이 곧 사회 문제로 떠올랐다.

이런 상황에서 의사와 영양사들은 다양한 성인병을 일으키는 비만한 몸을 적정 체중으로 되돌려 놓기 위한 치료를 시작했다. 이것이 본래의 다이어트 개념이다.

그런데 곧이어 '뚱뚱하다는 것 = 자기 관리 능력이 낮음 = 성공하지 못한 낙오자' 라는 등식이 확대되기 시작했다. 매일매일 성공을 향해 열심히 달려야 하는 분위기에서 살고 있는 미국인들에게, 다이어트는 뚱뚱하지 않더라도 모두가 해야 하는 당연한 습관처럼 되어 버린 것이다.

본래 다이어트는 뚱보의 수를 줄이려는 데서 처음 시작되었다. 그런데 다이어트가 널리 보급되면서 과연 뚱보의 수가 줄어들었을까? 답은 "아니올시다."이다. 뚱보의 비율이 줄어들기는커녕 오히려 늘어났다. 게다가 그전에는 드물었던 거식증과 과식증 같은 섭식장애가 다이어트 보급과 함께 비약적으로 급증했다.

이 이야기를 한마디로 요약하면 이렇다. 다이어트는 하면 할수록 살이 빠지는 것이 아니라 살이 찐다는 것, 그리고 이런 사실을 인정하지 않고 끝없이 마른 몸을 유지하려고 고집을 부리면 섭식장애가 될 수밖에 없다는 것이다. 이러한 사실을 뒷받침하듯이 1999년 미국의 텍사스대학과 스탠포드대학 의학부는 '다이어트를 하는 사람이 비만이 될 확률은 다이어트를 하지 않는 사람의 3배' 라는 조사 결과를 발표했다. 그러면서 그 이유를 '다이어트의 반동 때문에 과식을 하기 때문' 이라고 하였다. 사실 여기에는 그 이상의 원인이 숨어 있다.

이번에는 내 몸이 현실 속에서 증명해낸 결과를 소개하고자 한다.

내 몸에서 일어난 일, 그때까지 믿어 의심치 않았던 다이어트 법칙이 뿌리째 흔들린 사건 말이다. 나는 오랫동안 정말 신경 써서 식사 제한을 하고 운동을 해왔지만, 아무리 노력을 해도 살이 빠지기는커녕 조금씩 살이 붙고 있었다.

그런데 다이어트와 관련된 신경을 꺼버리고 '먹는 양을 늘리고 운동량을 줄였더니 살이 빠지는 현상'이 나타났다! 처음에는 10대 초반 성장기에, 그다음은 20대 중반에 취직하고 나서, 그리고 다들 본래의 몸매로 돌아갈 수 없을지도 모른다는 공포에 벌벌 떠는 출산 이후에 나타났다. 몸의 컨디션이 각각 다른 세 가지 상황에서 되풀이된 것이다. 그러면 우선 내가 몇 차례에 걸쳐 겪은 체험을 첫 번째 장에서 간략히 소개하기로 하겠다.

차례

여는 글 다이어트를 그만두면 살이 빠진다 • 005

chapter 01

몸은 다이어트 법칙과 반대로 움직인다

다이어트의 역습 • 017
모든 섭렵 끝에 마음을 비우자 구원의 손길이…… • 022
　다이어트 쇼핑의 시작
　1980년, 다이어트 붐이 시작되다
　과식증이라는 골칫거리가 등장하다
　한눈을 팔다 보니, 어느새 살이 빠져 있었다
출산 후 몸매를 빨리 회복하는 길 • 033

chapter 02

다이어트를 해서는 살이 빠지지 않는다

뺄셈의 법칙이 몸을 망친다 • 041
　칼로리가 부족해도 우리 몸은 살찔 수 있다
　몸이 원하는 만큼 먹어야 하는 이유
섭취 칼로리와 소비 칼로리의 함정 • 048
　수상한 칼로리 계산
　섭취 칼로리의 모순
　소비 칼로리의 허구
살찌는 음식이 따로 있는 게 아니다 • 057

살찌고 마르는 것을 결정하는 몸과 마음의 메커니즘 · 064
설탕이 비만의 주범이라고? · 069
케이크를 엄청 먹고 나서 살이 빠진 경험
살아 있는 몸은 예쁜 정물화가 아니다
임산부 다이어트는 위험하다 · 078
임신중독증과 유선염 때문에?
살이 빠지는 데도 에너지가 필요하다
임산부의 식욕을 다시 생각해보자

chapter 03

다이어트의 비밀과 거짓말

유명한 다이어트 방법에 더 이상 속지 말자 · 089
리셋 다이어트는 거식증으로 가는 지름길 · 090
섭식중추를 혼란에 빠뜨리는 메커니즘
점점 더 깊은 수렁으로 밀어 넣는 메커니즘
탄수화물이 뒤집어쓴 누명
마이크로 다이어트는 원푸드 다이어트가 발전된 것 · 098
에스테틱 살롱은 살 빼는 곳이 아니다 · 103
내 몸을 믿어야 날씬해질 수 있다 · 111
다이어트 광고의 속임수와 그 수법 · 114
광고 제작의 뒷면 – 카피라이터는 봤다 · 114
여성이 다이어트에 빠지기 쉬운 이유 · 121

chapter 04 당신의 몸은 답을 알고 있다

먹어도 살이 안 찌는 체질로 바꿀 수 있다 · 129
자신의 식욕을 신뢰한다 · 132
먹고 싶을 때 먹고, 먹고 싶지 않을 때는 먹지 않는다 · 132
사람과 때에 따라 필요한 영양소가 달라진다 · 140
몸이 좋아하는 먹을거리를 알아내는 방법 · 146
내 몸에 맞는 맞춤 운동 · 152
내 몸이 들려주는 소리를 잘 듣기 위한 운동 · 152
몸의 균형이 바로잡히면 체형도 본래 모습으로 되돌아온다 · 155
에너지가 막혀 있는 부분을 자각하고 해소하기 · 161

chapter 05 과식의 수수께끼를 푼다

정당한 과식과 피할 수 있는 과식 · 169
요요 현상을 필요한 과정으로 받아들이자 · 169
과식 활용법 · 174
편의점 식품의 공통점 · 175
몸이 아니라 마음이 먹고 싶어 할 때 · 180
대상을 바꿔 욕구를 충족하려는 마음 · 181
무력감 · 186
영원한 외로움 · 188
감정의 부정 · 191

과식할 필요가 없어지는 비법 · 197
〈응급처치 1〉 맛있는 것의 범위를 오감으로 확장한다 · 197
〈응급처치 2〉 즉흥 체조의 유쾌함 · 201
〈응급처치 3〉 자기 몸을 사랑하는 법 · 203
〈응급처치 4〉 과정을 받아들이는 각오 · 204
〈응급처치 5〉 감정은 먹을 수 있는 영양소다! · 207

맺는 글 뒤늦게 발견된 '안티 다이어트'의 과학적 근거 · 211
추천의 글 다이어트에 현혹되지 말기를 · 216
부록 다이어트 법칙을 무효화하는 일곱 가지 역설 · 218

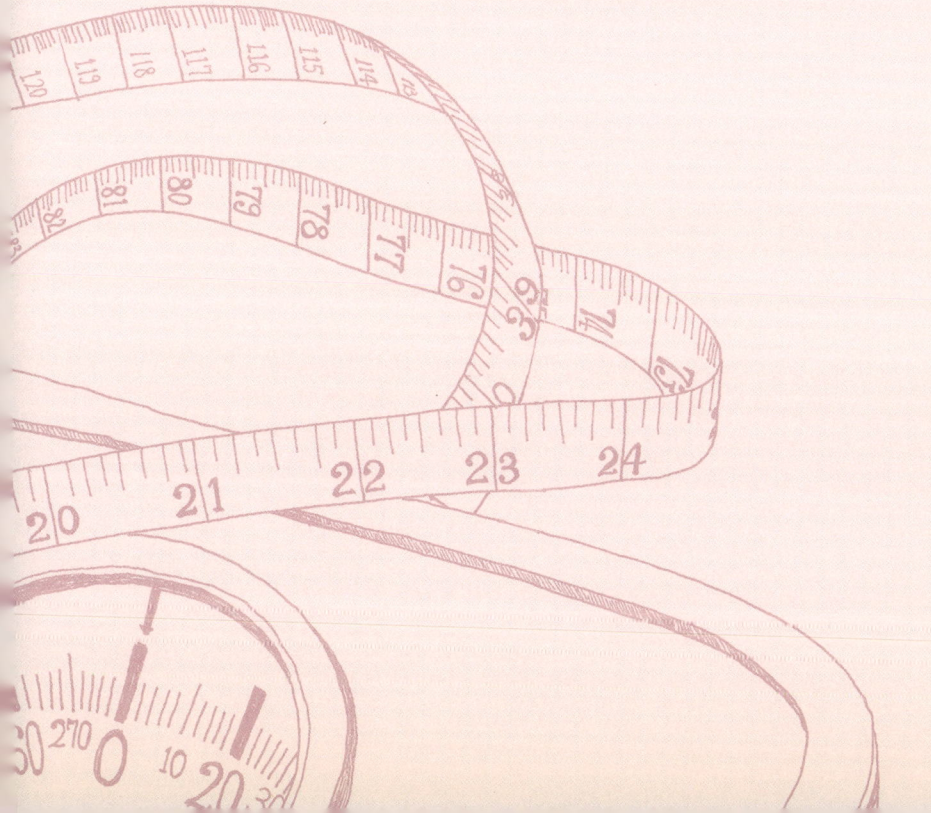

chapter
• 01

몸은 다이어트 법칙과 반대로 움직인다

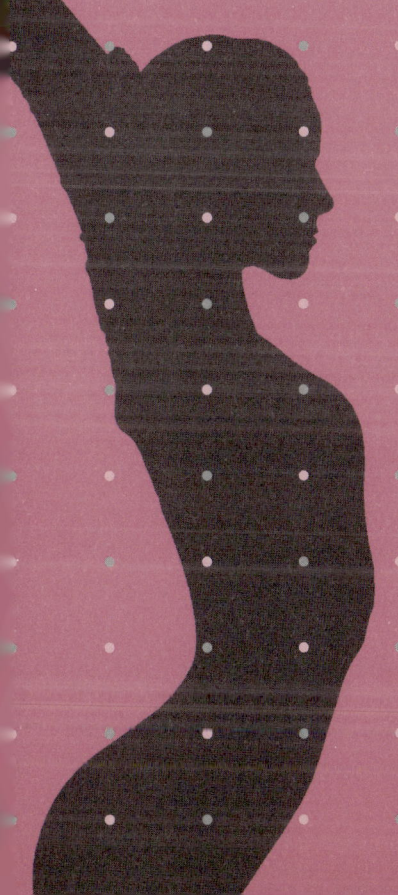

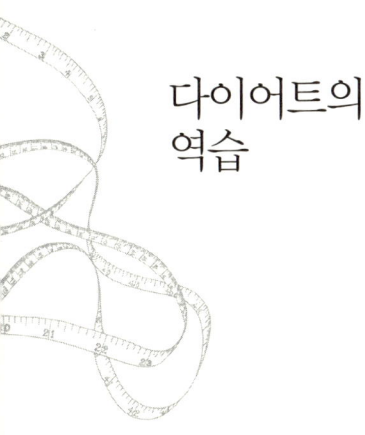

다이어트의
역습

 1976년 당시에는 통통한 여자가 매력적이라고 생각하는 사람이 압도적으로 많았다. 그래서 여성잡지의 건강 상담 코너를 보면, 너무 뚱뚱해서 고민인 사람과 너무 말라서 고민인 사람의 상담 사례가 나란히 올라와 있었고, 사람들은 대부분 '약간 보기 좋다 싶은 정도'가 제일 좋다고 여기고 있었다. 이때 다이어트라는 말은 존재하지 않았다.

 그런 시절에 겨우 12살이던 내가 별로 뚱뚱하지도 않은데 표준보다 훨씬 마른 몸이 되겠다고 감량을 시작했으니 매우 희귀한 일이라 하겠다.

 초등학교 때 나는 키와 몸무게가 모두 평균치를 살짝 웃도는 정도의 표준 체형이었다. 그런데 뼈대나 살집이 다부진 편이었기 때문에, 성장기 이전의 아이들한테서 흔히 볼 수 있는 말라깽이가 되어 본 적이 한 번도 없었다. 막대기 같은 다리에 판자때기 같은 납작한 몸통을 한 말라깽이. 나는 언제나 그런 몸을 한 친구들을 선망의 눈으로 바라보곤 했다.

그때 나는 이미 '표준보다 훨씬 마른 몸이 진짜 멋진 몸'이라는 미의식에 사로잡혀 있었다. 말하자면 나는 좀 되바라진 아이였고, 군살 하나 안 붙은 '암표범 같은 몸'이야말로 섹시하다는 신념을 꽉 붙잡고 있었다. 마치 10년 후에 밀어닥칠 유행을 미리 예견이라도 한 듯이 말이다.

그때 나는 미국 의사들이 비만 환자들을 치료했다는 배리애트릭 방식의 식이요법에 관한 책을 입수했다. 통신판매로만 구입할 수 있는 번역서였다.

식이요법이란 게 무엇인가? 영어로 말하면 'diet'다. '다이어트'란 본래 식이요법이라는 의미로 쓰이는 치료 용어였던 것이다.

이 다이어트 방법은 다음과 같다.

① 귀찮은 칼로리 계산은 안 해도 된다. 좋아하는 것을 먹고 싶은 만큼 먹을 수 있다.

② 다음 중에서 좋아하는 것을 드시라.

야채, 과일(단 탄수화물이 많은 바나나는 제외), 붉은 살코기, 생선이나 해조류 같은 해산물, 달걀, 플레인 요구르트나 치즈처럼 비교적 지방분이 적은 유제품(생크림, 버터는 제외).

③ 마요네즈나 케첩을 사용하지 않고, 샐러드에는 드레싱을 넣지 않으며, 싱겁고 심심한 맛에 습관을 들인다.

④ 기름을 사용하지 않고 조리하고, 찌거나 삶거나 굽거나 날것으로 먹는 방식을 적극적으로 실천한다. 물론 튀김요리는 금물이다. 육류나 생선을 구울 때 식물성 기름을 조금 사용하는 것은 괜찮지만, 가능하면 기름을 쓰지 않고 구울 수 있는 프라이팬이나 오븐 그릴 사용법을 연구할 것.

내용을 요약하자면, "살찌는 식품은 절제한다. 그 대신에 비타민이 많이 들어 있는 야채와 단백질 식품을 듬뿍 섭취하면 건강은 충분히 지킬 수 있다."가 된다. 아주 그럴듯하게 들리지 않는가? 그러나 이것은 엄청난 오산이다. 이 방식을 그대로 따르면 몸의 기능이 얼마나 망가지는지를 제3장에서 자세히 설명할 것이다.

아무튼 나는 초등학교 6학년 1년 동안 이 다이어트 방법을 거의 완벽하게 수행했다. 다만 학교 급식으로 나오는 빵은 잼이나 마가린을 바르지 않고 먹었다. 또 설탕의 양을 대폭 줄여 내가 직접 만든 케이크나 기름기 많은 포테이토칩 등 몇 가지 품목은 일주일에 한두 번 정도 허용했다. 그런데도 몸은 남부럽지 않은 거식증 상황으로 점점 심각하게 빠져들어 갔다.

일반적으로 식욕대로 먹던 사람이 갑자기 먹는 양을 큰 폭으로 줄이면, 처음에는 일단 체중이 줄어들게 되어 있다. 하지만 먹지 않고 줄이는 체중은 반년도 채 안 되어 그 이상 줄어들지 않는다. 그렇게 닫혀 버린 '감량의 문'을 억지로 밀고 당기며 열려고 애쓰는 사람이 있다면, 이미 거식증 상태로 돌입한 것이다.

6학년이 끝나갈 때쯤 되자 머리카락이 숭숭 빠지고 손톱이 울퉁불퉁해졌으며 낯빛은 흙빛에, 입술은 보라색이 되었다. 거기다 뺨이 부은 듯이 윤곽이 변했고, 온몸이 산득산득하면서 저체온 증상이 나타났다. 당연히 부모님 눈에 비정상 상태로 보였다. 그러나 정작 본인은 영양실조 상태인데도 발발거리고 잘도 돌아다녔고 틈만 나면 조깅을 하겠다고 집을 나서곤 했다. 그뿐인가! 한겨울에 달랑 스웨터 한 장 걸치고도 추위를 안 느꼈다. 그것을 두고 "난 이렇게 건강해~!"라는 환각 상태에 빠져 있었다.

초등학교 졸업을 앞두었을 때, 엄마의 필사적인 애원을 받아들여 나는 일단 거식증 수준에서 한발 물러서기로 했다. 하루에 적어도 밥 한 공기는 먹기로 한 것이다. 그렇게 하자마자 부쩍부쩍 체중이 늘어나기 시작했다. 나는 두려웠다. 그래서 중학교 1학년이 되자 운동량이 가장 많고 과격한 농구부에 들어갔다. 이번에는 운동을 열심히 해서 칼로리 소비를 늘려 마른 몸을 유지하기로 작정한 것이다.

결론부터 이야기하자면, 초등학교 6학년 1년 동안 빠진 살 7kg이 중학교 1학년 1년 사이에 고스란히 되돌아왔다. 그것도 그전에는 허벅지 등에 단단한 근육으로 붙어 있던 살이 물렁물렁한 지방으로 치환된 상태로 말이다. 사실 이것은 요요 현상, 즉 몸이 제자리로 되돌아가려고 하는 당연한 과정이었다. 당시 나는 그런 사실을 알 리가 없던 터라 혼란스럽고 당황스러웠다. 보통 때보다 적게 먹고 상당히 과격하게 움직여도 인간은 살이 찔 수가 있는 것이다.

그뿐만 아니라 매일 근육 트레이닝을 해도 근육이 아닌 지방만 늘어날 수가 있다. 게다가 여성으로서 가장 중요한 성장기였던 그 2년 동안, 체중 이외의 모든 성장이 정지되어 버리고 말았다.

중학교 2학년이 되자 나는 몸이 내지르는 내면의 비명을 솔직히 받아들이고 농구부를 그만두게 되었다. 그리고 당시 몬트리올 올림픽에 나온 코마네치를 보면서 동경해 마지않던 기계체조를 배우기로 했다. 그리하여 주 2회, 초보자를 대상으로 간단한 동작만 가르쳐주는 '설렁설렁 학원'에 다녔고, 학원에 가지 않는 날은 친구들과 어울리면서 이것저것 군것질을 하기 시작했다. 어느새 음식에 대한 규제가 느슨해져 일주일에 며칠간 아이스크림을 사 먹기도 했다. 아직 밖에서 파는 빵이나 케이크에 대한 공포심은 남아 있어서 설탕을 조금 넣은 빵과 파이를 직접 만들어 먹었지만, 한꺼번에 여러 개 먹는 날이 늘어났다. 더 획기적인 사건은 밥과 빵을 매 끼니마다 빼놓지 않고 먹게 되었다는 것이다.

그랬더니 놀랍게도 점점 살이 빠지기 시작했다. 키가 3cm 자라고 체중은 거꾸로 3kg이 줄어들었다. 초등학교 때 그렇게나 소망하던 '키 - 체중 = 110' 상태가 되어 있었다.

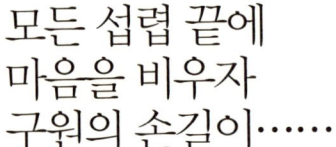

모든 섭렵 끝에
마음을 비우자
구원의 손길이……

다이어트 쇼핑의 시작°

중3이 되면서 겨우 제자리로 돌아온 식욕을 다시 제한하는 쪽으로 방향을 틀었다. 그때 가슴과 엉덩이가 발달하기 시작했는데, 나는 "앗! 다시 찌기 시작했다!"라고 곡해해서 받아들였다.

중학교 2학년 때는 먹는 양이 늘었어도 거꾸로 살이 빠졌다. 하지만 그것은 단지 키가 크는 데 에너지가 필요했기 때문이었다는 생각이 들었다. 실제로 성장기에는 아무리 먹어도 살이 찌지 않는데, 그 시기에 분비량이 늘어난 성장호르몬이 몸속의 지방 분해 작용을 동시에 수행하기 때문이다. 아무튼 그때 나는 다른 사람과 똑같은 양을 먹어도 쉽게 살찌는 체질일지도 모른다는 생각을 하게 되었다.

기초대사량이란 사람이 아무것도 하지 않고 누워서 안정을 취하고 있는 상태에서 소비되는 에너지를 말한다. 몸이 크고 근육 양이 많은 남성에 비해 상대적으로 몸이 작고 근육 양도 적은 여성은 기초대사량이 수백 kcal나 더 적다. 그리하여 나는 이런 불리한 점을 극복하려면 음식을 1인분 이하로 적게 먹어야 되겠다고 비장한 결심을 하게 되었다. 나는 다시 금지 식품을 정해놓고 철저하게 지켰다. 여기다 윗몸일으키기와 팔굽혀펴기를 취침 전에 반드시 했다. 이 습관은 10대를 보내는 동안 계속 이어졌다.

첫 번째 다이어트가 기간이나 메뉴 등을 전부 나 자신에게 맡기는 방식이어서 거식증이라는 결과를 가져왔다고 분석했다. 그리하여 이번에는 '3주일 한정'이라는 단기 집중 방식을 선택했다. 확실한 칼로리 계산을 바탕으로 모든 메뉴가 짜여 있는 프로그램이었다. 그리고 1980년대 이후에 유럽 등에서 다양하게 변형된 형태로 차례차례 등장해 유행을 되풀이한 원푸드 다이어트도 몇 가지 시도해보았다.

그런데 먹는 양이 언제나 많은 사람이라면 몰라도, 평소에 조금밖에 안 먹는 사람은 식사량을 줄인다고 해서 그만큼 살이 더 빠지는 것이 아니었다. 체중과 몸 사이즈는 이상할 정도로 꼼짝하지 않고 있었다.

내 마음은 언제나 살을 뺄 수 있는 또 다른 비책을 찾아서 헤매고 다녔다.

1970년대에는 살 빼는 방법이라는 것이 '단것과 밥을 삼가고 미용체조를 열심히 하면 된다.'라는 간단한 결론이 나와 있었다. 그렇게 당연한 말씀 말고, '식사 제한 없음'에다가 '간편하게' 'O주일에 Okg'라고 하는 마술 같은 낚시용 문구를 내건 다이어트 상품도 있긴 있었다. 다만 건전한 양식을 지닌 성인이라면 그런 것을 수상하게 여기고 접근할 턱이 없기 때문에, 오로지 통신판매로만 팔고 있는 실정이었다.

그러나 내 몸은 이미 단순히 먹지 않는 것만으로는 살이 빠지지 않는 몸이 되어 있었고, 나는 '식사 제한 없음'이란 말에 홀랑 넘어가 닥치는 대로 주문을 하곤 했다. 그 일은 이미 내 생활의 일부가 되어 있었다.

1980년, 다이어트 붐이 시작되다°

'다이어트'라는 말이 처음 사용되기 시작한 것은 1979년 통신판매 광고에서였다. 그러나 이때는 단지 감량법을 뜻하는 의미로서, 그럴듯해 보이라고 영어를 사용한 것에 지나지 않았다. 그러다 이듬해인 1980년 봄, 여성 패션 잡지가 처음 살 빼는 방법 특집을 내면서 다이어트라는 말을 정식으로 데뷔시켰다. 그야말로 새로운 역사의 개막을 알리는 선언이었다. 그저 지나치게 뚱뚱한 사람이 하는 건강 대책법이던 감량법이, 이제는 뚱뚱하지 않아도 하는 패션 대책법으로 화려하게 변신한 것이다.

마치 때를 맞춘 듯, 같은 해에 광고계에도 하나의 이변이 일어났다. 만화나 코미디 같은 데서 '정체 모를 수상한 것'을 가리키는 대명사로 취급되던 '살 빼는 약'이 처음으로 당당하게 TV 광고에 등장한 것이다. '하이만난' 이라는 제품이었다.

획기적인 특효약이 발명되었느냐고? 그럴 리가 있나! 예전부터 약국에서 건강식품으로 팔고 있던 곤약 가루, 즉 글루코만난이었다. 구약나물 알줄기의 주성분인 글루코만난은 물을 머금으면 팽창하는 성질이 있어서, 식전에 미리 섭취하면 위 속에서 만복감을 일으켜 과식을 막아준다. 요컨대 위를 속이는 것이라 하겠다.

나는 그것을 구입해 직접 뱃속에 넣고 확인해봤다. 작은술 하나 분량도 안 되는 별 볼일 없는 가루 한 봉지를 달랑 입에 털어 넣는 짓은 아무런 의미가 없었다. 그럴 바에는 차라리 씹는 맛이 탱탱한 진짜 곤약 요리를 먹는 것이 위장한테도 설득력이 있을 것이다. 그러나 이렇게 우스운 싸구려라도 광고의 힘은 놀라운 것이었다. '이것만 먹으면 살이 빠질 것' 같은 이미지에 세뇌당한 수많은 사람들 덕분에, 하이만난은 전국적으로 날개 돋친 듯이 팔려나갔다. 효과가 없다는 불만의 목소리가 후에 나오긴 했지만, 이미 행차 뒤 나팔이었다.

이와 관련해 다이어트 광고가 구사하는 은밀한 수법에 대해서는 제4장에서 전격 해부해볼 것이다.

이듬해에는 원푸드 다이어트 안내서가 등장했다. 유명 탤런트가 선전하는 《파인애플 다이어트》라는 책이 나와, 곧바로 큰 화제를 모았다.

파인애플 다이어트에도 이런저런 불만의 목소리가 터져나왔다. 파인애플을 너무 먹었더니 오히려 살이 쪘다는 둥, 파인애플 효소 때문에 혀가 부었다는 둥 피해자가 나타나기 시작한 것이다. 이어서 마치 약속이라도 한 듯 의사들의 비난이 한꺼번에 쏟아졌다. 원 푸드 다이어트는 영양을 골고루 섭취할 수 없기 때문에 건강에 나쁘다는 것이었다. 이렇게 해서 파인애플 열기는 수그러들기 시작했다.

새로운 수법의 상품이 속속 고안되었고, 광고는 점점 화려해졌으며, 살 빠지는 원리에 관한 자세한 설명서는 이제 '과학적인' 모양새를 갖추기에 이르렀다.

물론 그 당시 나는 이런 움직임을 환영했다. 광고란 광고는 죄다 훑어보면서 새로운 방법을 빼놓지 않고 시험해보았다. 그러나 이런저런 건강보조식품이나 기구, 크림 등 그 어떤 것도 내 사이즈를 1cm도 줄여주지 못했다.

별안간 날씬해지고 싶어 하는 여성들이 급증하자, "왜 그렇게까지 하면서 살을 빼려고 하는 거냐?" 하는 목소리가 높아졌다. 이 세상의 수많은 남성들은 물론이고, 다이어트에 회의적인 눈길을 보내는 여성들이 아직 1980년대 중반까지는 건재했던 것이다. 그러나 1980년대 후반이 되자, 모든 사람이 다이어트를 하지 않으면 안 될 것 같은 쪽으로 분위기가 바뀌기 시작했다. 거기에 박차를 가하는 커다란 이변이 두 가지 일어났다.

그중 하나가 1985년 여성 패션에 몸매를 그대로 드러내 여성성을 강조하는 스타일이 등장한 것이다. 사실 1970년대부터 1984년까지 이 세상에 유행하는 패션 스타일이란 온통 몸을 뒤덮는 게 다였다.

두 번째 이변으로는 1988년에 밝은 양지로 나온 에스테틱 살롱을 빼놓을 수 없다. 그때까지 에스테틱 살롱은 쥐 죽은 듯 어둠 속에 숨어 있는 존재였다. 에스테틱 살롱이 유행을 앞서가는 탤런트를 모델로 내세워 광고를 하면서 그 후광을 업고 대번에 이미지 변신에 성공한 것이다. 이제 에스테틱 살롱은 '살을 빼고 싶다면 가봐야 할 곳' 또는 '돈은 좀 들지만 그만큼 확실하게 살을 빼주는 곳'이라는 이미지를 갖게 되었다.

언제나 최신 안테나를 들이대고 있던 나는 그것을 놓치지 않았다. 붐이 일어나기 전인 1980년대 중반부터 체험 모니터링 회원 자격으로 에스테틱 살롱에 다녔다. 그 당시에는 나 말고 다른 손님이 없겠다는 생각이 들 정도로 한가했다.

그런데 붐이 일어난 이후부터 상황이 너무나 달라졌다. 평일이건 휴일이건 밤낮을 가리지 않고 언제나 젊은 여자애들로 붐비고 있었다. 게다가 그 아이들은 대부분 특별히 살이 쪘다고는 볼 수 없는 몸매를 하고 있었다. 오히려 그중에는 명백히 보통보다 마른 몸매를 하고 있는 아이들도 있었다.

그렇다면 효과는 과연 어떠했을까? 한마디로, 두 차례 모두 '변화 없음'으로 결론이 났다. 노력이 부족했던 것은 아니다. 1시간씩 꽉꽉 채워 에스테틱 시술을 받았고, 그러고도 성에 차지 않아 피부를 조여 주는 팩이나 군살을 자극해 지방 분해를 촉진하는 전동 기구 같은 시술 용품을 구입해 집에서도 다방면으로 노력했다.

살롱에 다니는 동안 그날그날 입에 댄 음식을 정리해서 '식사 일지'라는 것을 써야 했다. 평소에도 소식을 하고 있던 나는 "이 정도라면 아무 소리 안 하겠지." 하는 자신감을 갖고 살롱 담당자에게 제출했다. 그런데 담당 언니는 칼로리를 최소화한 식사 일지를 보여줘도 "이건 안 먹었으면 좋았을걸.", "이걸 빼면 더 좋겠다. 노력해봐." 하면서 트집을 잡았다.

그러면 거의 거식증 아니야? 이런 의문이 부글부글 끓어올랐지만, 담당자가 입도 뻥긋 못하게 그 혹독한 요구에 응했다. 평소보다 식사량을 더 줄이고 부지런히 살롱을 드나들며 시술 받기를 2개월. 그러나 소수점을 뛰어넘을 정도의 눈에 띄는 움직임은 나타나지 않았다. 아니, 줄어들기는커녕 말도 안 되는 상황도 벌어졌다. 마치 조여드는 압력에 반발이라도 하듯이 중간에 체중 1kg, 허벅지 둘레 1cm가 늘어나기도 했다.

"도대체 내 몸은 어떻게 생겨먹은 것일까?"

계속해서 칼로리 법칙을 무시한 결과만을 보여주는 내 몸에 대해 의문이 솟구쳤다. 그리고 그 의문은 곧 풀렸다.

과식증이라는 골칫거리가 등장하다

거식증에 대해서 이야기했으니 이번에는 그 반동으로 나타나는 과식증에 관해서도 이야기해야 공평할 것 같다.

반동 현상은 당신이 죽지 않는 한 반드시 일어난다. 나 역시 마찬가지였다. 초등학교 6학년 때 이후로 성인이 될 때까지 '나는 식욕을 이길 수 있는 인간'이라고 철저하게 믿고 있었으니, 정말로 어리석기 그지없었다. 실제로 그때는 공복 상태일 때가 더 몸이 가볍고 상쾌했고, 뭔가를 잔뜩 먹고 배가 부르면 몸도 무겁고 기분이 나빴다.

거기에 조금씩 틈이 벌어지기 시작한 계기가 있었으니, 첫 번째가 대학 입학이었다. 서클 활동이니 미팅이니 술자리니 하면서 밖으로 싸돌아다니면서 내 안에 있던 수많은 금기 사항이 해제되기 시작했다.

그러나 그때의 상황은 중학교 2학년 때 식욕이 되살아나 적극적으로 식생활을 즐기던 때와는 성질이 달랐다. 배가 고프지도 않으면서 그냥 손이 가는 버릇이 생긴 것이다.

대학 졸업 후 취직과 동시에 자취를 하게 되면서 이 증상은 심각한 상태로 발전했다. 충동적인 폭식을 제어할 수 없는 발작적 상황에 빠져 버린 것이다. 여기에는 24시간 언제든지 정크푸드를 사러 달려갈 수 있는 편의점이 증가한 것도 한몫했다.

사람이 과식을 하게 되는 것은 몸과 마음이 복잡하게 뒤섞이면서 중층적인 원인이 작용하기 때문인 바, 그 메커니즘에 대해서는 제5장에서 이야기할 것이다.

과식증의 경우 과식 뒤에 그 실수를 없었던 것처럼 지워버리고자 하는 '정화 행동'이 뒤따른다고 한다. 구토 행위와 설사약 복용이 대표적이다. 특히 '구토과식증'의 경우에는 결과적으로 거식증과 똑같은 영양결핍 상태를 야기해, 몸이 앙상하게 마르게 된다.

나 또한 토해 버리면 얼마나 편할까 하는 생각을 한 적이 있다.

그러나 스스로 목구멍에 손을 넣어 토해 버릴 자신까지는 없어서, 소화제를 먹는다든지 이후 한두 끼 거른다든지 하는 식으로 수습을 하곤 했다.

그래서인지 내 경우에는 과식한 것이 그때그때 바로 체중에 영향을 미치는 일은 별로 없었다. 그 대신에 내 몸에서 일어나는 변화는 좀 더 장기적인 것이었다. 즉, 충분히 먹지 않고 지낸 고등학교 시절과 군것질 버릇이 있던 대학 시절 그리고 과식 발작에서 헤어나지 못했던 취직 이후까지를 통틀어서, 서서히 매년 1kg씩 몸무게가 증가한 것이다.

그뿐만 아니라 건강 측면에서도 뭔가 개운하지 않았다. 물론 병원에 가면 언제나 '이상 없음'이라는 결과가 나왔다. 그러나 늘 머리 한쪽이 무겁고 피곤했으며 전철을 타고 몇 십 분만 서 있어도 다리가 아파서 그 자리에 주저앉고 싶을 정도로 체력이 형편없었다.

나는 내 몸의 대사 활동이 원활하지 못하다는 것을 알고 있었으므로, 대사 효과를 높여 주는 다이어트 방법을 중점적으로 찾아다녔다. 그리고 몸을 따뜻하게 해주는 음식, 대사를 촉진하는 건강보조식품, 근육 트레이닝, 경락 마사지와 지압 등을 실행에 옮겼다. 그러나 모조리 내 기대를 저버렸다.

그러던 어느 날 사진을 통해 내 몸이 어느새 통통해져 있다는 것을 확인하고는 큰 충격을 받았다. 이제 나 혼자 힘으로는 안 되겠다고 깨끗이 항복을 했다. 그리하여 에스테틱 살롱을 다니는 데 모든 것을 걸었다.

당시 나는 낮에 영업직을 뛰면서 바삐 돌아다녔고, 저녁에는 에스테틱 살롱을 드나들었다. 밤에는 레스토랑에서 아르바이트를 하고 있었다. 먹는 양에 비해 과도한 노동을 하는 상태였다. 그런데도 꿋꿋하게 살이 빠지지 않았다. 출산을 전후한 시기를 제외하면, 내 인생에서 가장 몸무게가 많이 나간 시기였다. 기다리고 기다리던 변화는 이런 생활을 끝낸 직후에 나타났다.

한눈을 팔다 보니, 어느새 살이 빠져 있었다°
'뭘 해도 안 빠지는 체질'이라는 결론을 내리고 에스테틱 살롱을 그만둔 지 2개월. 나는 그때 다이어트에 관해 완전히 신경을 끄고 아무런 노력도 하지 않았으며, 체중이나 몸매 사이즈를 감시하는 것도 잊어버린 채 지내고 있었다. 그런데 그 즈음에 직장 후배가 이런 소리를 했다.

"요즘 굉장히 날씬해지셨다고 다들 그러는데, 어떻게 하면 그렇게 되는지 가르쳐 주세요."

그 말을 듣고 나는 세상이 뒤집어지는 것 같은 느낌을 받았다.

실제로 "아무것도 한 게 없는데?"라고밖에 할 말이 없었다. 굳이 달라진 것을 꼽으라면 있기는 하다. 에스테틱 살롱을 그만두면서 레스토랑 아르바이트도 그만두었다는 것, 직장에서 부서 이동이 있어서 업무 부담감이 줄었다는 것, 그리하여 그전에 비해 느긋한 마음으로 생활하게 되었다는 것이다.

그와 더불어 일어난 획기적인 변화가 한 가지 있었다. 음식이 맛

있어졌다고 하는 사실이다. 전혀 다른 사람이 되었다 싶을 정도로 음식을 적극적으로 잘 먹게 된 것이다.

영업을 뛰는 사이사이에 어디서 뭘 먹을까 궁리해 골라서 먹는 재미가 있었다. 간식을 먹을 때도 달콤한 것을 빠뜨리지 않았으며, 퇴근 후에 한잔하는 자리에서도 이것저것 가리지 않고 안주를 먹었다. 어느새 '금지 식품'을 고집하는 습관이 사라졌다. 한때 '내 사전에 없었던' 탄수화물 종류와 튀김, 생선초밥, 커피숍의 케이크 등을 먹으면서 "이게 이렇게 맛있는 거였다니!" 감탄하고 고마워하며 음식과 화해했다. 이제 나는 언제나 1인분을 남김없이 다 먹어치우게 되었다.

4개월이 지난 사이에 나는 먹을 거 다 먹으면서도 체중 6kg, 허리둘레 3cm, 허벅지 둘레 5cm가 한꺼번에 줄어들어 있었다. 이것은 지난 8년에 걸친 다이어트 생활로 억눌려 있던 것들이 말끔히 해소된 결과였다.

그렇다. 이번에도 먹는 양을 늘리고 운동량을 줄였더니 살이 빠졌다는, 마치 마술과도 같은 일이 다시 한 번 일어난 것이다.

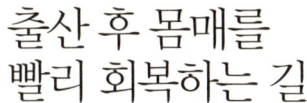

출산 후 몸매를
빨리 회복하는 길

지금까지 살아오는 동안 가장 날씬하고 탄탄했던 시기였던 27살 여름에 나는 첫아이를 가졌다.

8개월이 넘는 임신 기간 동안, 모름지기 엄마의 몸이란 뱃속의 아이에게 영양을 공급하는 파이프와도 같다. 뿐만 아니라 출산 이후 수유 기간은 아기 전용 모유 탱크로서 철저히 그 본분을 다해야 하는 법이다. 그 기간에 엄마가 예쁜 몸매를 위해 다이어트 따위를 한다는 것은 언어도단이다. 나는 이렇게 단단히 각오를 하고 산모 수첩을 받아들었다. 그런데 예상과 달리 식욕이 전혀 솟아나지 않았다. 아니, 식욕이 문제가 아니라 입덧이 다른 사람보다 곱절로 심해서 링거를 맞으러 병원에 입원까지 해야 하는 지경에 이르렀다. 안정기에 접어든 이후에도 출산을 할 때까지 가벼운 구토 증세가 끊이지 않아 임신 전보다 더 못 먹고 지냈다.

그런데도 정기검진 때 그런 고충을 이야기하면, 의사란 사람이 하는 소리가 "그래도 괜찮아요."였다. 말씀인즉, 임신 중에 무조건 잘 먹으라고 하는 것은 먹을 것이 부족했던 시절의 이야기이고, 지금은 다들 영양 상태가 좋기 때문에 오히려 체중이 너무 늘지 않도록 조심해야 한다는 것.

'임산부 다이어트' 라니, 참 어울리지 않는 말이다. 그러나 여기에는 '질병 예방' 이라는 위대한 명분이 있다. 출산 때까지 체중이 15kg 또는 20kg 정도로 크게 증가한 임산부는 임신중독증에 걸리는 비율이 높다는 것이다. 이렇게 되면 우선 자연스런 출산을 기대하기가 어려워지고, 최악의 경우에는 태아와 산모가 모두 사망에 이를 위험까지 있다고 한다. 의사들은 아무리 체중이 늘어도 10kg 이상은 넘어가지 않도록 해야 한다고 못을 박는다.

그러나 의사들이 계산한 예상 코스에서 멀리 벗어나는 것이 현실 속의 몸이다. 아무리 먹고 싶어도 먹지 못하고 토해 버려 다이어트를 할 필요가 없는 상태가 이어졌는데도, 내 체중은 10kg으로 늘어났다. 뱃속의 아이에게 영양을 빼앗기면서도 내 몸속의 지방은 필요한 정도 이상으로 착실히 쌓여간 것이다.

참으로 여성의 몸이란, 아이를 낳는 목적을 확실히 수행할 수 있도록 탁월한 '축적 기능' 을 지녔다는 것을 통감할 수 있었다.

아무튼 다들 늘어난 뱃살을 원래 상태로 되돌리기 위한 단계별 운동 프로그램을 준비해 놓고 출산을 맞이한다. 본격적으로 모유 수유 체제에 돌입하게 되면, 그때부터 '몸매 회복' 을 노리는 하루

하루가 시작되는 것이다. 그때쯤 주변을 둘러보면, 에스테틱 광고나 육아잡지의 특집 기사가 온통 출산 후 다이어트의 필요성을 부추기고 있다. "출산 후 체형 회복은 6개월이 고비! 이때를 놓치면 이미 늦어!"

출산 직후는 아직 골반이 열려 있는 상태이기 때문에 평소보다 살찌기 쉽다는 이야기는 들어서 알고 있었다. 느슨하게 벌어진 골반이 제자리를 찾는 데 6개월에서 1년 정도 걸리니, 그 사이에 방심하고 많이 먹는 일이 없도록 바짝 긴장해야 한다는 말을 하고 싶은 것이리라.

내 경우는 다이어트 운운할 상황이 아니었다. 아기를 낳자마자 마치 마술처럼 구토증이 싹 사라지고, 체력이 회복됨과 동시에 뒤늦게 식욕이 샘솟았다. 출산 전에 회사를 그만두었으니 하루 종일 집에 있으면서 밤낮 없이 짬짬이 이것저것 먹었다.

모유 수유를 하며 아기를 기르는 동안에는 배고픈 것이 당연지사. 어쨌거나 젖을 뗄 때까지는 섣불리 다이어트를 해서 젖이 부족한 상황을 만들고 싶지 않았다.

실제로 젖이 잘 나오는 사람은 아무리 많이 먹어도 곧바로 모유로 이어지기 때문에 다이어트를 할 필요도 없이 점점 살이 빠진다. 그러나 내 경우에는 식욕이 왕성한 우리 아기가 원하는 정도를 따라가기 버거울 정도로 겨우겨우 젖이 나오고 있어서, 살이 빠지는 효과가 별로 없었다.

그렇게 하루하루를 보내고 있는 중에 나를 초조하게 만드는 정보가 귀에 들어왔다. 다른 엄마들과 전화로 근황을 주고받으며 지내고 있었는데, 6개월 정도 지나자 다들 체중이 임신 전과 비슷한 상태로 돌아왔다고 하는 것이 아닌가!

물론 아기가 2개월 되었을 때 직장에 복귀한 친구의 경우는, 활동량이 갑자기 확 늘어났을 테니 어느새 원래 몸매가 되었다고 해도 이해할 수가 있었다. 그런데 나처럼 하루 종일 집 주변에서만 맴도는 친구한테까지 그런 말을 들었을 때는 뒤로 넘어가지 않을 수가 없었다.

나로 말할 것 같으면, 출산 당일 아기가 나오면서 5kg이 팍 줄어든 이후로 6개월이 지난 그때까지 그 체중 그대로였기 때문이다.

나는 아기가 돌이 되기 직전에 젖을 떼고, 이미 내다버렸다고 생각했던 다이어트에 다시 뛰어들었다.

처음 시작한 것은 비타민과 미네랄을 보충하면서 섭취 칼로리를 팍 줄여준다는 마이크로 다이어트. 식사 대신에 향이 나는 가루를 우유에 풀어서 마시는 식이었다. 그러나 하루도 못 가서 무너지고 말았다.

이번에는 극단적인 다이어트는 하지 말고 먹는 것을 조금만 줄이기로 했다. 나는 '식사는 소박하게, 간식은 없음'이라는 규칙을 만들었다. 그런데 이게 웬일! 옛날의 '과식 발작' 사태로 넘어가는 게 아닌가. 그때는 밤에만 편의점으로 달려갔는데, 이번에는 밤이고 낮이고 가리지 않고 달려가는 지경에 이른 것이다.

나는 비장하게 결심을 했다. '하루 세 끼에 짬짬이 간식까지, 어

디까지 먹어치울 수 있는지 기꺼이 먹어주마!'

마음 편하게 먹기 시작한 지 1년. 다시 어이없는 일이 일어났다. 출산 후 1년이 지나도 꿈쩍도 않던 체중과 몸매 사이즈가 본래 상태로 되돌아오는 사태가 벌어진 것이다.

그렇다. 또다시 다이어트와 반대되는 행동을 취함으로써 나는 날씬해질 수 있었던 것이다.

이렇게 30대를 맞이하게 된 나는 확실히 10대 때보다 식사량은 더 많고 운동량은 더 적다. 그런데도 10대 때보다 날씬했다.

식사 제한도 안 하고, 보조식품 같은 것도 안 먹고, 피트니스센터나 에스테틱 살롱 같은 데도 안 다니고, 그저 집안일만 하면서 책상에 앉아 내 일을 할 뿐이다.

다이어트를 하고 있던 시절에 내 체온은 항상 35도대였다. 다이어트를 안 하는 생활로 바뀐 지금 36.5도 전후까지 체온이 높아졌다는 사실을 알고서 무척 놀랐다.

* * *

지금까지 소개한 내 경험담은 '어쩌다 보니 그렇게 된 우연'이라든가 '내 체질에 한해서만 그럴 것'이라든가 하는 말로 간단히 치부할 수 있는 것이 아니다. 현대의 과학적 상식으로는 딱 꼬집어서 말할 수 없지만, 여기에는 모든 사람에게 공통되는 보편적인 생명의 법칙이 몇 가지 감추어져 있다.

이 세상에 흘러넘치고 있는 다이어트로는 왜 살을 뺄 수 없는가?

그리고 그에 반대되는 행동을 한 나는 어떻게 해서 여러 차례 살을 뺄 수 있었는가? 되풀이해서 찾아온 그 마술의 비법을 다음 장부터 차근차근 밝힐 테니, 기대해주시라!

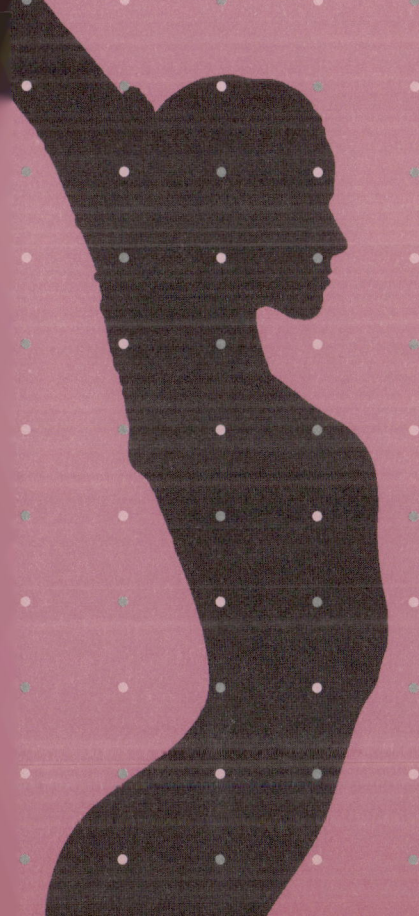

chapter
· 02

다이어트를 해서는 살이 빠지지 않는다

뺄셈의 법칙이
몸을 망친다

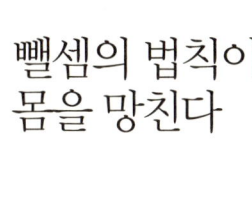

내가 두루 섭렵한 다이어트 방법을 분류해보면 크게 다음과 같다. 21세기에 접어든 지금에 와서도 이 세상의 다이어트법이란 대개 다음 중 어느 하나에 속한다는 것을 알 수 있을 것이다.

A. 식사 제한 프로그램

① 섭취 칼로리를 제한하는 방법 예) 마이크로 다이어트

② 특정 영양소를 제한하는 방법

   탄수화물 배제 다이어트 예) 저탄수화물 다이어트, 리셋 다이어트

   지방 배제 다이어트 예) 리셋 다이어트

③ 몸을 따뜻하게 하거나 기초대사량을 높이는 특정 음식을 섭취하는 방법 예) 근채류 수프

B. '식사 제한 없음'을 강조하는 프로그램

① 살 빼는 약 : 정확하게는 건강보조식품

　　살 빠지는 성분이 듬뿍 들어 있다는 정제, 분말, 음료 등

② 살 빼고 싶은 부분에 자극을 가하는(발한 촉진, 마사지 등) 기구, 크림이나 젤 같은 화장품 종류

　　가정에서 사용하는 홈 에스테틱 방식

　　사람의 손을 빌리는 에스테틱 살롱 방식

C. 셰이프업(미용체조)

① 소비 칼로리를 늘리는 방식

② 근육 양을 늘려 기초대사량을 높이는 방식

③ 비뚤어진 골격을 교정해서 몸 안에 노폐물이 쌓이지 않도록 하는 방식

　이처럼 겉모습은 다양하게 바뀌었어도, 다이어트라고 불리는 방법 자체가 살이 빠지기 어렵게 만드는 원리를 내포하고 있다는 진리에는 변함이 없다.

　수없이 다이어트에 도전해봤으나 번번이 실패하고 만 자신을 한심하다며 책망해 온 당신. 당신 잘못이 아니니 이젠 고민하지 마시라!

　그럼 이제부터 다이어트라는 것이 얼마나 말도 안 되는 억지로 가득 차 있는지를 전격 해부해보기로 하겠다.

칼로리가 부족해도 우리 몸은 살찔 수 있다

이 세상의 모든 다이어트 법칙이 범하고 있는 근본적인 실수가 하나 있다. "필요한 에너지보다 적게 먹으면 그 부족분만큼 피하지방이 소비되어 살이 빠진다."라는 것이다. 이것을 나는 뺄셈의 법칙이라고 부른다.

예를 들어 당신이 스무 살 된 사무직 여성이라면, 대략 하루에 필요한 칼로리는 약 2000kcal 정도가 될 것이다. 만약 당신이 살을 빼고 싶다고 한다면 다들 몇 백 kcal를 덜 먹으면 된다고 이야기할 것이다. '무리하지 않고 하는 건강한 다이어트'라면 하루에 1500~1800kcal 정도가 될 것이고, '본격적인 단기 집중 과정'이라면 1200kcal 정도가 될 것이다. 나아가 '체력에 자신이 없는 분이라면 삼가라'는 단서가 붙어 있는 1000kcal 미만의 '초 저칼로리 다이어트'도 있다.

우리 몸의 피하지방 1kg을 수분을 빼고 계산하면 약 7000kcal가 된다고 한다. 당신이 하루 1500kcal짜리 다이어트를 한다고 해보자. 하루 부족분 500kcal는 몸에 비축되어 있던 피하지방이 소비되면서 조달될 것이므로, 이런 생활을 2주일 동안 계속한다면 7000kcal가 소비될 것이다. 이렇게 해서 당신 몸에 쌓여 있던 피하지방 1kg이 사라지게 된다는 논리가 성립한다.

여기에는 아주 그럴듯한 충고도 한마디 따라붙는다. 단기간에 급격히 체중을 줄이면 몸이 약해질 뿐만 아니라 요요 현상이 일어나기 쉬우니까, 건강을 위해서라도 1개월에 2kg 정도씩만 줄여야 한다는 것이다. 나아가 10kg 단위로 체중을 줄이고 싶으면, 식습관을 바꿔야 한다고 한다.

그러나 현실 속의 우리 몸은 그런 계산 법칙에 들어맞지 않는다. 필요한 만큼의 영양분이 들어오지 않는 상태가 계속되면, 그에 비례해서 자신이 갖고 있는 지방이 지금보다 더 줄어들지 않도록 갑자기 대사 프로그램을 수정하기 때문이다.

우선 몸은 지방보다도 에너지를 많이 잡아먹는 근육의 양을 줄이고, 체온을 낮춘다. 그렇게 해서 기초대사량, 즉 사람이 안정을 취하고 있을 때도 기본적으로 소비하고 있는 생명 유지용 에너지의 양을 삭감한다. 거기다가 먹은 음식에서 나오는 에너지를 몸 안으로 끌어들이는 흡수율을 높이는 데 총력을 기울여, 적은 영양분으로도 몸을 유지할 수 있도록 노력한다.

이쯤 되면 다이어트의 실체란 '기아 상태에도 잘 견디는, 살이 잘 안 빠지는 체질을 만들어내는 특별 트레이닝 법'이라는 것을 알 수 있을 것이다. 사실은 우리가 원하는 목표와 반대되는 방향으로 이끌려가고 있는 것이다.

필요한 양보다 적게 먹는 것은 지나치게 많이 먹는 것과 똑같이 몸이 뚱뚱해지는 원인이 되기도 하는 것이다.

살이 빠지는 메커니즘을 '뺄셈의 법칙' 대로 생각하면, 식사량은 좀 더 줄이고 운동량은 좀 더 늘려야 한다는 생각을 떨쳐버릴 수가 없다.

그렇게 해서 나는 언제나 필요량보다 상당히 적게 먹었고, 필요 이상으로 운동을 계속했다. 그렇게 명백히 칼로리가 부족한 시절에도 체중은 확실하게 증가했고 비곗살도 늘었다. 들어오는 연료가 부족했던 그 시절에, 피하지방을 사수하려는 힘만은 참으로 엄청났던 것이다. 근육 양을 늘려서 기초대사량을 높이려고 아무리 근육 트레이닝에 매진하더라도, 늘어나는 것은 근육이 아니라 지방이다. 연료 부족 상태가 계속되면, 이제 우리 몸은 근육뿐만 아니라 뼈나 내장기관을 깎아가면서까지 지방을 모셔다 놓으려 하게 된다.

아무래도 내 몸은 한 차례의 거식증을 통해 기아 상태를 헤쳐 나오는 비결을 터득한 것 같았다. 그 덕분에 밥을 안 먹고 빼는 체중은 1kg에 그치고 만 것이다.

그런데 그 법칙이 완전히 뒤집어졌다. 섭취 칼로리는 늘리고 소비 칼로리는 줄이는, 칼로리 계산 법칙을 완전히 반대로 뒤집어버리는 생활을 하자마자 점점 살이 빠진 것이다.

몸이 원하는 만큼 먹어야 하는 이유°

이제 슬슬 답이 보이는가? 정말로 살이 빠지기를 원한다면, '몸이 원하는 만큼 필요량을 만족시켜 주는 것' 이 정답이다.

"필요한 만큼을 다 먹는다면, 거기서 살을 더 뺄 수는 없잖아!" 혹시 이런 생각에 혼란을 느끼신다면, 뺄셈의 법칙이 아직 당신의 머릿속에 깊이 뿌리박혀 있기 때문일 것이다. 하지만 필요량이 만족되지 않는 한, 우리 몸은 방어 본능으로 똘똘 뭉쳐서 손에 쥐고 있는 지방을 절대로 내놓지 않고 끝까지 물고 늘어진다. 반면에 일단 필요량이 만족되면 몸은 기꺼이 불필요한 지방을 내버리기 시작한다.

"살아! 네가 빠질 때까지는 절대로 안 먹을 거야!" 하면서 자신의 몸을 인정사정없이 쩨려보고 있는 나, 그리고 "먹어줄 때까지는 절대로 안 빠질 거야!" 하면서 저항하고 있는 몸과의 줄다리기가 바로 그 지점에서 막을 내리는 것이다.

다이어트를 한다면서 쓸데없이 계산기를 두드리며 제어를 하지 않더라도, 우리 몸에는 스스로 판단해서 자발적으로 살을 빼는 능력이 구비되어 있는 것 같다. 그것은 불필요한 영양분은 배출하고 필요 이상의 피하지방은 해체해서 내다버리는 능력이며, 그리하여 본인의 골격에 맞게 균형이 잘 잡힌 형태를 유지하려는 자기 조절 능력이다.

이 능력에 관해 어디선가 들어본 것 같지 않은가? 생물 시간에 '항상성'이라는 말을 들어본 적이 있을 것이다. 생물체는 평소와 다른 조건이 외부에서 주어진다 해도 스스로 이리저리 생리 기능을 조절하여 항상 같은 상태를 유지하려고 한다. 이와 같은 타고난 '균형 유지 능력'이 바로 항상성이다.

이것을 다이어트와 관련해서 설명하면 다음과 같다. 다이어트로 연료 부족 상태가 되었을 때 살이 빠지기 어려운 체질로 바뀌는 것도 항상성의 작용이고, 연료 부족으로 줄어든 체중을 원래 상태로 되돌려 놓으려고 요요 현상이 일어나는 것도 항상성의 작용이며,

나아가 불필요한 피하지방을 자동으로 내다버리는 것도 항상성의 작용이다.

내가 경험한 바를 정리하자면, 살 빼는 왕도는 우리 몸이 갖추고 있는 항상성 능력이 잘 발휘되도록 몸 상태를 정돈하는 것이다.

그런데 다이어트라는 것이 우리 몸의 그 지혜로운 능력을 앞장서서 봉쇄하고 있다. 그런 식으로 몸이 살 빠지기 어려운 상태에 빠져 있는 한, 다이어트 상품은 영원히 팔릴 것이다. 이제는 그런 메커니즘에서 벗어나고 싶지 않은가?

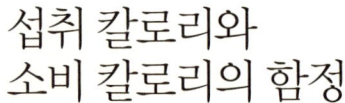

섭취 칼로리와
소비 칼로리의 함정

수상한 칼로리 계산°

뺄셈의 법칙을 지탱해주는 또 하나의 법칙이 있다. 모든 사람들이 상식처럼 알고 있는 '섭취 칼로리 – 소비 칼로리'라는 칼로리 계산 법칙이다.

"저는 왜 살이 찔까요?" 하고 물으면, 의사나 영양사나 피트니스 센터의 트레이너나 모두 똑같이 이렇게 대답할 것이다. "그야 당신의 섭취 칼로리가 소비 칼로리보다 많으니까 그렇죠." 그러면서 당신의 살을 확실하게 빼줄 플랜을 제시할 것이다. 당신이 하루에 소비하는 칼로리를 산출해낸 다음 그에 못 미치는 섭취 칼로리의 식단을 짜는 것이다.

섭취 칼로리든 소비 칼로리든 이미 표로 만들어진 자료가 나와 있으므로 누구든지 간단히 계산할 수 있다. 우선 섭취 칼로리는 '식품 성분 분석표' 같은 것을 찾아보면, 거의 모든 식품의 100g당 칼로리를 쉽게 알 수 있다.

소비 칼로리도 본인의 성별, 나이, 체격, 노동 강도에 따라 쉽게 계산할 수 있다. 안정을 취한 상태에서 소비되는 '기초대사량'에다, 아침에 일어나서 저녁에 잠들 때까지 일상적인 생활로 소비되는 표준적인 칼로리를 합산하여, '에너지 소요량'이라는 것을 산출해내는 계산식이 있기 때문이다. 피트니스센터에서 지도를 받는 경우라면, 여기에다 각종 트레이닝으로 소비되는 칼로리를 더 얹어서 계산할 것이다.

그런데 이 운동으로 소비되는 칼로리는, 실제로 생활로 느끼는 피로감이나 흘린 땀에 비해서 아주 낮다. 예를 들어 에어로빅의 경우에 1시간 동안 헉헉대면서 열심히 뛰어 봐도 고작 240kcal밖에 소모되지 않는다. 이렇게나 뛰었는데 밥 한 공기(150g이 약 252kcal)밖에 안 된단 말이야? 그러니 차라리 섭취 칼로리를 줄이는 게 훨씬 효율도 좋고 빠르겠다는 생각이 든다. 밥을 조금 덜 먹거나 튀김 한 개만 덜 먹어도 섭취 칼로리가 금방 수백kcal 단위로 줄어드니까 말이다. 극단적인 절식으로 치닫는 사람이 많은 것도 이런 이유 때문일 것이다.

이렇게 해서 뚱뚱한 사람들의 머릿속에는, 살을 뺀다는 것은 곧 강력한 의지력이 필요한 일, 그렇지 않고서는 성공할 수 없는 어려운 일이라는 생각이 깊숙이 주입되어 있다.

그런데 모두가 당연하다는 듯 믿고 있는 칼로리 계산 법칙이 어단가 좀 수상스럽다는 생각이 안 드는가? 왜냐하면 이 법칙은 현재 뚱뚱하게 살이 찐 사람한테만 엄격하게 적용되고 있기 때문이다.

누가 보아도 운동량에 비해 섭취 칼로리가 훨씬 많은데 살이 안 찌는 사람이 있다. 만약 칼로리 계산의 법칙이 진실이라면 왜 이런 사람은 매일매일 남들보다 더 먹는데 살이 찌지 않는 것일까?

칼로리 법칙이 해당되는 사람이 있고 해당되지 않는 사람이 있다는 애매한 말씀은 하지 마시라. 그렇게 핑계대고 도망친다면 과학이라고 말할 수도 없거니와, 남의 약점을 이용해 돈 벌려는 장사치와 다를 것이 없다. 심각한 상황에 빠져 있는 사람에게 "당신 이름이 나쁘니 부적을 써라."라고 꼬드기는 점쟁이와 뭐가 다른가?

근본적으로 이 이론은 칼로리가 '척도'가 된다는 전제를 하고 있지만, 사실은 그 척도 자체가 실제 우리 몸의 에너지 수지와는 상당히 오차가 있는 수상스런 도구에 지나지 않는다고 봐야 할 것이다.

섭취 칼로리의 모순°

우선 식품의 칼로리가 어떻게 산출되는지를 알아보기로 하자. 우선 각 식품을 밀폐된 유리 용기에 넣고 재가 될 때까지 완전히 태운 다음, 이때 발생한 연소 에너지로 물 1L의 온도가 얼마나 올라가는지를 측정한다. 여기서 나온 수치로 칼로리를 결정하는데, 바로 그만큼의 에너지를 그 식품이 갖고 있다고 간주하는 것이다. 물론 여기서 나온 숫자 자체는 틀림이 없을 것이다.

그런데 나는 여기서 한 가지 의문이 떠오른다. 과연 실험에서와 똑같이 우리 몸속에서도 먹은 음식이 완전히 재가 될 때까지 연소되고 있을까 하는 것이다.

효소반응   나는 식품 칼로리 숫자에 근본적으로 커다란 결함이 있다고 생각한다. 왜냐하면 그 수치가 연소 실험을 통해서 정해진 것이기 때문이다.

우리 몸에 들어온 음식은 연소반응과 다른 효소반응을 통해 분해된다. 이것은 고등학교 생물 시간에 배우는 기본적인 내용으로서, 이 두 가지는 이질적인 성질 때문에 곧잘 비교 대상이 되곤 했다.

간단히 정리하면, 연소반응이 수백 도의 고온을 발생시키며 급격히 진행되는 데 반해, 효소반응은 섭씨 36.5도 근처에서 아주 천천히 진행된다. 효소반응은 어떤 특정 물질에 마치 자물쇠와 열쇠처럼 미리 정해져 있는 효소가 작용함으로써 일어나기 시작하며, 효소의 보급이 끊어지면 중단된다.

그러니까 섭취한 음식물이 어느 정도까지 분해될 것인가 하는 문제는 우리 몸에서 분비되는 소화효소에 달려 있는 셈이다. 그런데 어떤 음식을 먹었다고 해서 소화효소가 즉각 반응을 나타내는 것이 아니다. 각각 특정 호르몬이 작용해야만 비로소 분비되기 시작하기 때문이다.

호르몬의 영향   호르몬이란 존재는 보통내기가 아니다. 인간의 몸속에 어떤 호르몬이 존재하는지조차 아직 다

밝혀내지 못했을 정도다. 호르몬은 우리 몸 곳곳에서 분비되는 미량물질로서, 지금도 계속해서 새로운 종류가 발견되고 있다. 음식물을 소화하도록 효소에 명령을 내리는 것, 남은 에너지를 피하지방으로 축적하게 하는 것, 그렇게 축적된 것을 다시 에너지로 변환시키는 것, 기초대사량을 좌우하는 체온을 조절하는 것 등 살이 찌고 마르는 것과 관련이 있으리라고 생각되는 모든 생명 활동을 다 조절하고 있다.

호르몬은 도대체 어떤 조건에서 왕성하게 분비되는 것일까? 또 호르몬끼리는 서로 어떤 영향을 주고받고 있을까? 정신적인 측면이 영향을 미치는 것은 아닐까? 이렇게 깊이 파고들어가다 보면, 전문의도 대답하기 힘든 것들이 태반이다.

뇌와 내장기관 곳곳에서 예측을 뛰어넘어 출몰하는 게릴라 같은 호르몬. 그런 호르몬에 좌우되는 우리 몸의 에너지 수지가 어떻게 차가운 실험실의 비커 안에서 일어나는 현상처럼 계산대로 움직이겠는가?

장내세균　　이처럼 우리 몸은 음식물 속의 에너지를 기계적으로 즉각 다 받아들이지 않는다. 마치 여러 겹의 경계망을 통해서 필요한 것만 걸러내듯이 움직인다. 몸 상태가 충분히 안정적이라면 불필요한 물질은 그때그때 밖으로 버려진다. 실제로 몸에 해로운 것을 먹었을 때나 해롭지는 않더라도 몸 상태에 맞지 않는 것을 지나치게 많이 먹었을 때, 미처 소화가 되지 않은 상태로 빠르게 배설된 경험이 있지 않은가?

이와 같이 영양분을 받아들일 것인지 버릴 것인지를 선택하는 과정에는, 우리가 갓난아기였을 때부터 장 속에서 살아온 장내세균도 한몫을 하는 것으로 보인다. 세균 가운데는 당이나 지방 분자를 흡수 불가능한 형태로 바꿔 버리는 작용을 하는 것도 있다. 이것은 숙주인 우리의 몸 상태가 안정을 유지하도록 절묘하게 균형을 잡아주는 장내세균 임무의 일부분이다. 뿐만 아니라 장내세균은 그 자체가 살아 있는 생명체로서, 우리가 먹은 것의 일부를 자신의 먹이로 소비하고 있다.

소비 칼로리의 허구°

그러면 이제 소비 칼로리를 산출해내는 방법에 관해서 알아보기로 하자. 이 숫자는 호흡량 측정 실험을 근간으로 하고 있다. 피실험자에게 마스크를 씌우고 들이마신 산소의 양과 내쉰 이산화탄소의 양을 측정한 다음, 몸 안에서 그 정도의 화학 반응을 일으키는 데 필요한 칼로리가 소비되었다고 간주하는 것이다.

운동을 해서 숨이 가빠지면 그만큼 에너지를 사용하고 있다는 실감이 나기는 하니, 그것도 하나의 기준이 될 수 있을 것 같기는 하다. 그러나 이 계산 방식에는 커다란 허점이 있다. 사무를 보거나 공부할 때처럼 두뇌 활동을 할 때 소모되는 에너지는 제대로 평가하지 않으며, 호흡이 가빠지지 않는 활동을 할 때는 약간의 칼로리밖에 소비되지 않는다고 보는 점이다. 나 역시 그런 계산을 철석

같이 믿고 있었다. 그리하여 매번 "운동부를 그만두면 살찔 거야.", "영업 부서에서 내근 부서로 옮기면 살찔 거야.", "회사 출퇴근을 그만두고 재택근무를 하게 되면 살찔 거야." 하면서 두려워했다.

그러나 이런 식의 칼로리 계산법을 뒤집어엎는 유력한 증거 사례가 두 가지 있었으니, 이제 그 체험담을 소개하기로 하겠다.

하나는 우리 어머니의 경우다. 우리 어머니는 아가씨였을 때부터 아줌마가 될 때까지 식사 제한이라는 것을 해본 적이 없는 사람이다. 그런데 고등학교 3학년 때에 갑자기 체중이 뚝 떨어지며 날씬해진 적이 있다고 한다. 그 비결이 무엇이었는지를 추적해보니, 책상 앞에 붙어 앉아 입시공부에만 매달렸기 때문이라는 답이 나왔다. 밥 먹는 시간도 아까워서 제대로 끼니를 챙기지 않았던 게 아니다. 그때는 먹고 나면 배가 고프고 또 돌아서면 배가 고파 참을 수가 없었다고 한다. 그리하여 하루 세 끼는 물론이고, 거기다가 버터와 잼을 듬뿍 바른 토스트나 튀김 같은 밤참을 빠뜨리지 않고 먹었다고 한다. '잘 먹고 운동 안 했더니 살이 빠진 사례'가 또 한 번 등장한 것이다.

또 하나는 내 경우로, 출산 후 1년이 지났는데도 체중이 별로 줄지 않아 고민하고 있을 때의 일이다. 그때 출산 전에 그만둔 회사에서 제법 덩어리가 큰 일이 하나 들어왔다. 원고를 쓰는 일이었는데, 살림하면서 짬짬이 할 수 있는 일이 아니어서 아이를 데리고 친정에 가서 일주일 정도 머무르며 해치운 적이 있다. 그때 나는 어머니의 도움으로 집안일과 육아의 부담에서 벗어나 편안한 마음으로 책상에 앉아 일에만 전념했다. 운동량은 당연히 줄었다. 친정은 우리 집보다 경제 사정이 좋아 먹을 것이 많았기 때문에, 밤참을 포함해서 평소보다 훨씬 더 잘 먹고 충분히 영양 보충을 했다.

그렇게 생활하면서 일주일을 지냈다. 그런데 줄어들 기미가 없던 체중이 1kg이나 줄어든 것이 아닌가. 잘 먹고 별로 움직이지도 않으면서 그저 책상 앞에만 앉아 있었는데 살이 빠진 것이다.

그 일주일 동안 몸 상태가 안정되었기 때문에 나타난 결과였다. 나는 이 일을 계기로 체중이 계속 줄어들어, 마침내 임신 전의 상태로 되돌아갈 수가 있었다.

앞에서 이야기한 두 가지 실례에는 공통점이 있다. 의욕을 가지고 적극적으로 두뇌 운동에 뛰어들었으며, 그 과정에 '에너지를 끝까지 써버리는 상쾌한 만족감'이 있었다는 것이다. 여기서 아주 중요한 것이 있는데, 바로 자기가 직접 확인하는 주관적 감각이다. '칼로리 과학'의 계산에 따르면, 이 사례에서 나는 평소보다 칼로리 소비를 덜 했다. 그런데도 사용된 에너지는 많았다. 여기서 결국 칼로리라는 숫자는 인간이 발산하는 에너지의 일부밖에 포착해내지 못한다는 사실을 알 수가 있다.

'에너지'란 아령을 몇 번 들어 올릴 때처럼 기계적으로 측정할 수 있는 것만을 가리키는 것이 아니다. 솟아오르는 기운이나 활기 또는 엄청난 집중력이나 의욕 같은, 다분히 정신적인 요소를 다 포함한다. 우리가 소비하는 에너지란, 근육이나 내장기관을 움직이는 물리적인 것만이 전부가 아니다. 다양하게 사고하는 두뇌의 노동이 있는가 하면, 온몸의 신경을 섬세하게 운용하는 감각의 노동도 있다. 또 울고 웃고 화를 내는 감정의 움직임 역시 많은 에너지를 사용하는 마음의 노동이라 할 수 있다. 그러니 이런 것을 통틀어 아우르지 않고서는, 우리가 매일 어느 정도의 에너지를 사용하고 있는지를 알 수 없다. 또 얼마나 쓰지 않고 비축해 두는지도 판단할 수가 없다.

섭취 칼로리와 소비 칼로리라는 공식은 문제가 있다. 우리가 먹는 음식의 에너지는 과대평가하고, 어떤 활동으로 소비하는 에너지는 과소평가한다. 다이어트를 하지 않으면 안 될 것 같은 위기감을 실제 이상으로 조성하는 메커니즘은 이렇게 해서 만들어진 것이다.

인간의 몸 안에서 일어나는 에너지 작용을 칼로리라는 숫자로 설명하는 데는 억지스러운 점이 있다. 물론 소비하는 것 이상으로 섭취하면 살찐다는 논리 자체는 틀린 게 없다. 무기력하고 저조한 상태에서 이것저것 자꾸 집어먹고 있을 때는 자기 스스로도 에너지가 과잉되고 있다는 느낌이 들고, 그럴 때는 실제로도 살이 찌니까 말이다.

그러므로 이제부터는 칼로리를 숫자로 표시하더라도 그 비현실적인 척도에는 매달리지 말자. 그리고 숫자로 표시할 수는 없더라도 몸과 마음으로 느끼는 '실감 에너지'를 척도로 삼아 우리 몸의 에너지 수지를 생각하기로 하자.

살찌는 음식이
따로 있는 게 아니다

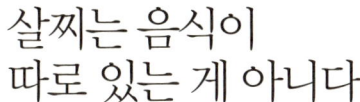

미국에서 수입된 다이어트라는 말과 그와 관련된 사고방식은 마치 하나의 습관처럼 우리 안에 스며들어서 작용하는 것 같다. 그 습관이 우리에게 미친 악영향에는 여러 가지가 있지만, 그중에서도 가장 죄가 큰 것은 '식욕을 부정하는 것'이 아닌가 싶다.

나는 초등학교 6학년 때 너무 심하게 다이어트를 하는 바람에 거식증에까지 빠졌지만, 사실 5학년 때까지는 그렇지 않았다. 때때로 살을 빼겠다는 결심을 하고 "나, 살 뺄 거니까 많이 안 먹을 거야." 하고 선언하는 일은 있었다. 그러나 결국은 먹고 싶은 유혹을 이기지 못하고 마는 평범한 먹보에 지나지 않았다. 그런데 6학년이 되어 다이어트를 하겠다고 굳게 마음을 먹게 된 결정타는 무엇이었을까?

바로 미국제 체중 감량 서적에 쓰여 있던 조언 때문이었다.

"식욕이 당신을 살찌운다."

"당신은 음식을 식욕에 따라서 먹으면 안 된다."

바로 이런 말이 마치 주문처럼 스르르 내 머릿속에 들어와 깊이 자리를 잡아버린 것이다. 그 이후로 내 안에는 '적극적으로 뭔가를 먹고 싶어 하는 마음은 비만을 초래하는 하등한 것'이라는 의식이 철썩 들러붙게 되었다.

이쯤 되면 먹고 싶다는 생각이 솟아나도 억누르고 공복 상태를 기분 좋은 마약처럼 즐기게 된다. 식사가 다만 몸을 망가뜨리지 않기 위해 할 수 없이 행하는 의무 사항이 되며, 저칼로리 식품만으로 꾸민 다이어트 식단을 고집하게 된다. 그러니까 일종의 세뇌 상태에 빠지는 것이라고 할 수 있다.

내가 너무 극단적으로 이야기했는지도 모르겠다. 하지만 다이어트 붐 이후 지금까지 20년 이상이 지났는데, 그 사이에 거식증이나 과식증 같은 '섭식장애'에 빠진 여성의 숫자는 계속 증가해 왔으며 그 연령층도 점점 낮아지고 있는 추세다. 또 그런 수준까지 가지 않더라도 이것저것 다이어트를 하다가 그만두기를 거듭하는 사람의 숫자는 이보다 훨씬 더 많을 것이며, 다이어트를 하고 싶지만 식욕을 참을 수 없어서 결국 안 하는 사람도 많을 것이다.

겉으로 드러나는 심각함의 정도는 사람에 따라 다를 것이다. 그러나 다이어트 정보는 이 세상에 꽃가루처럼 널리 퍼져 있고, 우리는 그 정보를 매일매일 흡수하며 살아가고 있다. 그러면서 다들 뭔가를 먹고 싶어 하는 마음에 대한 죄책감에 시달리고 있다. "이렇게 먹으면 살쪄!"란 말은 이미 초등학생 사이에서도 흔하게 들린다. 또 "먹으면 찐다. 먹으면 찐다." 하는 암시를 끊임없이 받은 덕분에, 다이어트 경험이 없는 사람들도 스트레스를 많이 받고 있다. 그 반동으로 과식을 초래하는 스트레스 말이다.

"살찐다. 살찐다." 하고 자기암시를 하면서 먹는 것도 위험하지만, 실은 그보다 더 큰 문제가 있다. 음식에 대해 '마음은 끌리지만 나를 살찌게 만드는 얄미운 적'이라는 왜곡된 감정을 품는 것이다.

그리하여 대다수는 식욕을 완전히 참을 수는 없지만 가능한 한 살이 찌지 않도록 하는 쪽을 선택했다. 되도록 살찌는 음식은 피하고 살찌지 않는 음식을 골라서 섭취하면서 음식에 대한 편애를 시작하게 된 것이다.

이제 이 땅에 사는 젊은 여성들은 음식을 보면 '살찌는 것'인지 '살찌지 않는 것'인지 순식간에 판별해내는 테크닉을 구사할 줄 안다.

'살찌는 것'은 지방이 많은 식품과 당질 식품이고, '살찌지 않는 것'은 기름기 없는 단백질 식품과 비타민이 풍부한 야채류, 곤약, 버섯 같은 저칼로리 식품이다.

일반 상식 수준에서 이야기하자면 대략 이 정도일 것이다. 그런데 또 여기저기서 전문가 비슷한 사람들이 '다이어트에 좋은 식품'과 '다이어트에 나쁜 식품'이라는 판단 기준을 끊임없이 내놓는다. 때때로 서로 모순되는 주장을 해서 혼란을 부추기면서 말이다. 기준이 애매모호해서 혼란스러운 대표적인 예가 과일이다. 한쪽에서는 비타민이 풍부하고 건강에 좋은 다이어트의 벗이라는 이미지를 강조한다. 반면에 과일에는 과당이 많이 들어 있어서 자칫 방심하고 많이 먹다가는 살찌기 쉽다며 잔소리를 늘어놓는 선생도 있다. 어떤 여성잡지에서 과일을 좋아하는 여성이 다이어트를 해도 살이 안 빠진다고 하소연하자, '당신이 살을 못 빼는 것은 과일 때문일 것'이라고 응답한 것을 본 적이 있다. 불쌍하게도 그 여성은 그때부터 자기가 좋아하는 과일을 죄책감을 느끼며 먹고 있을 것이다. 그때 나는 상담을 하는 사람한테도 참 죄가 많다는 생각을 했다.

나는 가능한 한 '살 안 찌는' 음식을 골라서 '한 사람 분량보다 적게 먹는' 다이어트 생활을 10년 넘게 계속했다.

그러던 중 19살 무렵부터 참을 수 없는 부자유를 자각하게 되었다. 그 당시 대학 서클 같은 데서는 회원 명단을 작성할 때 여러 개인 정보를 적는 난이 있었는데, 그중에 꼭 약방의 감초처럼 빠지지 않는 질문이 있었다. "좋아하는 음식은?" 그런데 나는 지극히 당연한 질문에 뭐라고 대답해야 할지 머릿속이 깜깜했다. 내가 어떤 음식을 좋아하는지 전혀 모르는 상태가 되어 있었던 것이다. 당시 나는 내가 '뭘 먹고 싶은가?'가 아니라 '살찌지 않으려면 무엇을 먹어야 하는가?' 하는 기준으로 모든 음식을 보고 있었기 때문이다.

취직하고 혼자 자취 생활을 하면서부터 부자연스럽게 억눌려 있던 내 식욕은 뒤늦게 브레이크가 풀리기 시작했다. 그리고 종종 식욕의 발작 사태를 맞이하기에 이르렀다. 처음에는 충동을 이기지 못하는 나 자신이 한심하고 비참해서 거의 자포자기 심정이었다.

그런데 "그래도 괜찮아!" 하는 확신 비슷한 생각이 들기 시작했다. "지난날, 내가 부정했던 것을 받아들이고 싶다. 그런 음식 먹어도 아무렇지도 않다는 것을 보여주고 싶다." 하는 생각이 든 것이다.

머지않아 내 몸은 내 생각을 증명하기 시작했다. 내가 20대 중반에 갑자기 날씬해지기 시작한 것은 결국 '음식과 화해한 것'이 이유였다고 할 수 있으리라.

나는 그때까지 살찔 것 같아서 피해 왔던 음식을 차례차례 열심히 먹었다. 샐러드에도 드레싱을 듬뿍 쳐서 먹었고, 프라이나 튀김을 먹을 때 튀김옷을 벗기고 먹는 무례한 짓도 하지 않았으며, 모든 음식을 즐겨 먹는 쪽으로 변했다. 주식인 밥은 물론이고 여러 식재료의 '맛'에 눈을 떠, 좋아하는 음식이라고 말할 수 있는 요리가 점점 늘어났다.

"우와. 이렇게나 맛있는 거였다니!" 하면서 진심으로 감사하는 마음으로 먹고 있을 때, 내 몸에서는 쑥쑥 살이 빠지고 있었다. 마치 음식의 에너지가 내 안에서 재빨리 한 바퀴 돈 다음에 스르르 승천하여 아무런 흔적도 안 남기는 듯했다. 아니면 감사하는 마음과 기쁨이라는 감정이 에너지 대사 호르몬을 활성화하도록 영향을 미쳤다고 말할 수도 있을 것이다.

어느새 '살찌니까 먹으면 안 되는 음식'은 아무것도 없었다.

부디 잊지 말기 바란다. 먹는 것이 당신을 살찌게 하는 것이 아니라는 사실을 말이다. 어디까지나 에너지를 비축하려는 상황이 살이 찌는 형태로 나타나는 것이다. 그러니까 살찌는 음식이란 존재하지 않는다는 사실도 잊지 말기 바란다. 예를 들어 소위 고칼로리 식품이라고 하는 포테이토칩이나 초콜릿, 튀김 같은 음식을 자주 먹는다고 해도, 식욕 이상으로 과식하지만 않으면 반드시 살찐다고 말할 수 없다. 오히려 먹고 싶을 때 적당히 먹으면 그만큼 만족감이 높아지기 때문에, 쓸데없이 먹는 경우가 줄어들고 에너지가 더욱 활발하게 발산되는 경우도 있다. 또 먹은 것이 별로 없어서 변비 기운이 있을 때 금방 해결해주는 음식도 있다. 다시 말해서, 특정 먹을거리가 곧바로 '살찌는 약'이 되는 일은 없다는 말이다.

음식은 우리 몸에 즐거운 에너지를 주는 고마운 존재이다. 우리는 지금 이런 소박한 진실을 다시 한 번 되새겨야 할 필요가 있다.

앞에서 칼로리 이야기를 하면서, 우리가 소비하고 있는 에너지란 몸과 마음을 함께 아우르는 것이라는 말을 했다. 이 말은 섭취하는 에너지의 경우에도 마찬가지다. 몸만 에너지라는 영양소를 원하는 것이 아니다. 마음에도 영양소가 필요하다. 몸에 영양소를 공급하는 것이 음식이라면, 마음에 필요한 영양소는 무엇일까? 사랑이 가득한 애정이 아닐까?

지금 몸과 마음으로 나누어서 이야기하고 있지만, 나는 이 두 가지가 하나일지도 모른다는 생각이 든다. 단지 가설이지만, 나는 인간이란 눈에 잘 보이는 크고 무거운 입자에서부터 보이지 않을 정도로 작고 가벼운 입자까지 다양한 크기의 입자들이 뒤섞여 있는 통 같은 것일지도 모른다는 생각을 갖고 있다. 입자들은 각각의 무게에 따라서 가라앉기도 하고 떠오르기도 하는데, 무거운 입자가 아래에 가라앉아 덩어리를 이루고 있는 것이 눈에 보이는 몸이고, 위쪽에 공기처럼 가볍게 떠 있는 부분이 마음이다.

그렇게 생각하면, 사람이 살아가는 데도 각각의 입자에 적합한 영양소가 필요할 것이다. 고체인 음식과 액체인 물과 기체인 산소와 기계로 포착할 수 없을 정도로 섬세한 사랑과 같이, 단계별로 영양소가 필요하다고 설명할 수 있다.

사랑은 마음에 없어서는 안 되는 중요한 음식이라고 할 수 있다. 그렇다면 거꾸로 음식이란 혹시 몸이 섭취할 수 있는 고체화된 사랑이 아닐까?

그렇다면 다이어트란 본래 사랑으로 만들어져 있는 것을 적으로 착각하게 만드는 강력한 이미지 조작이라고 할 수 있지 않을까? 결국 그런 오해는 식사 외에 인생을 바라보는 태도 전반에 영향을 미칠 것이다. 즉, 자기에게 정말로 도움이 되는 것을 순수하게 받아들이지 못하고, 대신 자기에게 해가 되는 것을 좋은 것이라고 착각하고는 거기에 마음을 뺏기는 착오를 하게 되는 것이다.

결국 이처럼 먹을 것을 적대시하고 식욕에 죄책감을 갖게 됨으로써 우리 몸은 오히려 살이 빠지기 어려운 상태가 되어 간다. 동시에 다이어트 업계로서는 아주 좋은 환경이 조성되어 간다. 이 두 가지가 어떻게 맞물려 돌아가는지를 다음에 다시 이야기해보자.

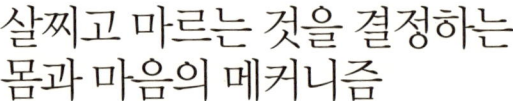

살찌고 마르는 것을 결정하는
몸과 마음의 메커니즘

"저는 왜 살이 찔까요?" 하는 질문을 받으면, 나는 즉시 두 가지 원인을 대답해줄 것이다.

한 가지는 앞에서 이야기한 바와 같이 '당신이 에너지를 비축하려는 상황에 있기 때문'이다.

그리고 또 한 가지는 '지금 몸 상태로는 남아도는 것을 내다버리는 힘이 약하기 때문'이다.

이 두 가지 문제를 해결하면 살은 저절로 빠진다.

다만 두 번째 경우는 두 가지 상황이 있을 수 있으므로 주의해야 한다.

하나는 불가항력적으로 그렇게 되는 경우이다. 예를 들면 임신했을 때, 성장기에 갑자기 키가 클 때, 월경 직전이 여기에 해당한다. 이때는 막대한 에너지 방출에 대비해서 몸이 일부러 비축하는 힘을 강화하는 시기이므로, 일부러 거스를 필요는 없다. 괜히 급한 마음에 다이어트에 뛰어들면, 안 그래도 나중에 일어나게 되어 있는 에너지 방출 행위가 불완전한 상태로 끝나 버리게 된다. 이 얼마나 아까운 일인가?

이에 비해서 다른 하나인 '몸이 욕구불만 상태에 있는 경우'는 개선할 여지가 있다.

내가 살이 빠졌을 때를 돌이켜보면, 언제나 '만족감'이라는 결정적인 요소가 등장하고 있다. 그러니까 먹는 것도 만족스러울 때까지 먹었고, 또 그날그날의 활동량이나 활동 내용이 나름대로 만족스러웠던 것이다. 이것은 무엇을 뜻하는 것일까?

우리 몸이 자기 나름대로 의지를 갖고 있는 에너지 덩어리라고 생각해보자. 몸을 구성하고 있는 모든 세포에 균형을 유지하려는 의지가 작동하고 있다는 것이 느껴지지 않는가?

바로 이 의지가 항상성이라는 기능을 수행한다. 부족한 것은 받아들이고 남는 것은 내다버리며 끊임없이 자기를 조절하고 있는 것이다. 우리가 정보의 홍수에 빠져서 뭐가 뭔지 모를 건강법 사이에서 우왕좌왕하고 있을 때도, 우리 몸의 세포 하나하나는 막대한 정보를 현명하게 취사선택하고 있다.

몸 자체가 의지를 갖고 있다는 것을 뒷받침해 주려고 하는 듯이, 근래에 들어 생명과학 분야에서 새로운 연구 성과들이 발표되었다. 우리 몸의 모든 세포 표면에 '당사슬'이라고 하는 작은 나뭇가지 모양의 당단백질 분자가 빼곡하게 나 있다는 이야기를 들어본 적이 있는가? 이 당사슬을 이루는 각 나뭇가지 끝부분은 다른 이물질에 접촉하면 마치 안테나처럼 이물질의 정보를 읽어들인다고 한다. 그리하여 그 이물질을 받아들일 것인지 거부할 것인지를 판단한다는 것이다. 그뿐만이 아니다. 당사슬끼리도 서로 안테나를 접속해서 정보 교환을 하고 있다니 참으로 재미있다. 우리의 몸 자체가 흡사 지성의 집합체 같다. 그러고 보면, 우리 몸을 어떻게 다루어야 할 것인지에 관한 문제야말로 우리 몸에게 물어보는 것이 가장 정확할지도 모른다.

실제로 우리 몸은 적절한 균형 상태를 유지하기 위해 "지금 무엇이 필요한가?" 하는 신호를 끊임없이 우리에게 보내고 있다. 그리고 그 욕구를 충족시켜 줄 것을 끊임없이 요구하고 있다. 이때 몸의 요구가 충분히 만족되면, 우리 몸은 균형 유지 능력을 잘 발휘한다. 불필요한 영양분이나 피하지방을 내다버리는 작업이 활발하게 일어난다는 말이다.

우리 몸이 요구하는 바를 가르쳐주는 중요한 임무, 그것을 수행하는 것이 바로 '식욕'이다. 그렇기 때문에 식욕을 부정하면 안 된다.

식욕을 올바르게 받아들일 수만 있다면, 그것은 다른 누구와도 똑같지 않은 자기 고유의 몸 상태, 그 현황과 대책을 알려주는 정확한 척도가 된다. "지금 이 영양소는 이만큼 필요하다. 그리고 저 영양소는 지금 필요하지 않다." 이처럼 몸이 들려주는 이야기를 잘 들을 수 있어야 한다. 그렇게 될 때 우리 몸을 둘러싼 에너지 선순환이 일어나, 불필요한 군살을 하염없이 붙들고 앉아 있는 일이 사라진다.

여기서 내가 경험한, 식욕에 관한 역설적인 진실 두 가지를 소개할까 한다.

첫째, 식욕이 있을 때 살이 빠진다. 그만큼 에너지가 필요한 상태라는 말이다. 이것은 '몸이 요구하고 있다는 느낌'이 확실한 경우이다. 만약 이때 살찔지도 모른다고 엉뚱하게 해석해서 식욕을 억누르면, 몸은 그 불만족스러운 경험을 확실히 기억해 놓는다. 그리하여 필요하지도 않은 순간에 갑자기 폭식이라는 형태로 폭발하게 된다.

둘째, 살찐다는 것은 부족한 영양소가 있다는 신호다. 자기 자신이나 주변 사람이 살찌기 시작하면 흔히 '영양 과잉'이라고 해석한다. 그러고는 무조건 먹는 것을 줄이는 쪽으로 몰고 가는데, 사실은 정반대다. 무엇인가 충족되지 않은 요소가 있을 때 우리 몸은 그것을 어디선가 보충하고 싶어 한다. 그런데 그것이 과다한 에너지를 몸속에 쌓아놓는 형태로 드러나는 경향이 있는 것이다.

이때 영양소란 꼭 음식물에만 해당하는 것이 아니다. 머리에 필요한 영양소로 지적인 자극이 들어와야 할 때도 있고, 마음에 필요한 영양소로 어떤 감정의 해방이 이루어져야 할 때도 있다.

그런데 거기다가 "참, 징그럽게도 쪘다."며 몸을 책망하고, 한술 더 떠 "살 빠지기 전에는 절대 안 먹을 테다!" 하고 으박지르면 어떻게 되겠는가? 더 심각한 악순환으로 빠져들 뿐이다. 이때 필요한 것은, 정말로 우리 몸이 원하고 있는데 부족했던 음식물을 적극적으로 받아들이는 것 또는 지금까지 부족했던 활동이나 감정을 경험하는 것이다. 살찌는 원인은 이처럼 올바른 방향으로 노력해야 비로소 해소된다.

내친 김에 여기서 다이어트를 하는 수많은 사람들의 마음을 멍들게 했던 말, "강한 의지 없이는 살을 뺄 수 없다."는 상투적인 대사도 뒤집어엎어 버리자.

"우리 몸이 저절로 날씬해지는 능력을 발휘하기 바란다면, 오히려 의지가 강하면 안 된다." 이 말이 맞는 말이다. 그 이유를 설명하자면 이렇다. 의지란 '일단 한번 정한 것을 그때그때 기분에 좌우되지 않고 계속하는 힘'이다. 그런데 여기서 일단 정했다는 것이 만약 몸의 욕구를 거스르는 것이라면, 강한 의지로 계속하다가는 결국 몸 상태가 망가지고 말 것이다. 나도 한때는 방향을 잘못 잡은 강한 의지로 내 몸의 기능을 왕창 박살낸 적이 있는 사람이다.

물론 반론을 펴고 싶은 사람도 있을 것이다. 이 세상에는 강한 의지로 큰일을 해내는 사람도 있다고 말이다. 하지만 내 생각에 그런 사람은 의지력보다 그것을 하고 싶은 마음이 다른 사람보다 더 강한 것으로 보는 게 맞을 듯하다. '하고 싶은 마음'을 막지 않고 정직하게 인정하고 따르는 신념이 강했던 것이리라.

어느 쪽이든 중요한 것은, 자기 안에서 우러나오는 욕구를 정직하게 인정하는 것이야말로 변화를 자기 것으로 만드는 결정적 요인이라는 사실이다.

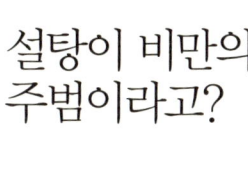

설탕이 비만의
주범이라고?

케이크를 엄청 먹고 나서 살이 빠진 경험°

나는 그럴싸하게 포장되어 유통되고 있는 이 세상의 수많은 다이어트 법칙을 실제 경험을 통해서 하나하나 깨는 길을 걸어왔다. 특히 그중에서도 우리 몸을 볼 때마다 빠지는 깊은 착각과 관계가 있는 규칙 하나를 검증해보고자 한다.

인공감미료 광고에 흔히 이런 말이 나온다. 칼로리를 줄이려면 우선 커피나 홍차에 넣는 설탕부터 줄이라고. 그 근거를 이렇게 설명한다.

"당신이 아무 생각 없이 커피나 홍차에 넣는 설탕의 칼로리는 티스푼 하나에 대략 23kcal이다. 그렇게 해서 커피나 홍차를 1년 동안 계속 마신다면 칼로리는 총 8395kcal가 된다. 그러므로 설탕만 안 넣는다 해도 1년 후 체중이 그만큼 달라져 있을 것이다."

정말 그렇겠다는 생각이 들어서 따라 해본 적이 없는가? 이런 말을 들으면, 마치 우리 입속으로 들어온 칼로리가 차곡차곡 누적되는 이미지가 떠오른다. 나는 이것을 '칼로리 저축 발상'이라고 부른다.

우리가 한동안 너무 많이 먹었다 싶을 때 그만큼을 덜어내려고 극단적인 다이어트에 몰두하게 되는 것도, 이런 발상이 머릿속에 콕 박혀 있기 때문일 것이다. 하지만 그것은 우리 몸을 대하는 올바른 태도가 아니다. 미처 덜어내기도 전에 그 반동으로 폭식을 하게 될 것이기 때문이다. 그렇게 해서 결국은 과식과 다이어트 사이를 오가며 점점 살이 찌는, 소위 요요 현상의 악순환에 빠지게 된다.

그러면 어떻게 해야 할까? 나는 칼로리 저축 발상이 근본적으로 앞뒤가 안 맞는다는 것을 경험한 적이 있다.

앞 장에서 이야기한 바와 같이 20대 중반에 두 해 여름을 보내며 줄어든 체중이 43kg으로 안정되었을 때의 일이다. 그때 나는 어렸을 때부터 해온 제과제빵 취미를 더 즐기고 싶어서 '제과위생사'라는 자격증을 주는 제빵 학원을 다니기 시작했다. 그 학원은 낮부터 밤까지 시간이 있으면 아무 때나 와도 되고, 여러 번 와도 되며, 주어진 과제를 모두 통과하면 과정이 수료되는 방식으로 운영되고 있었다. 처음에는 당연히 일주일에 한 번씩 가는 것으로 시작했는데, 점점 가는 횟수가 급격히 늘어났다. 실습이 끝나면 낮이든 밤이든 그 자리에 있는 사람들끼리 즉석에서 와인을 마시며 판을 벌이는 것이 즐거웠기 때문이다. 그리하여 마지막에는 일주일에 네 번이나 학원을 드나드는 상황에까지 이르렀다.

그런데 실습할 때마다 큰 상자에 케이크 두 판을 담아서 갖고 오게 되니, 그게 문제였다. 케이크가 너무나 맛이 있어서 단 한 조각도 버릴 수가 없었다. 그리하여 회사 냉장고에도 기부하고 부모님한테도 보내면서 여기저기 나누어주고, 또 나도 맛을 본다면서 서너 조각은 기본으로 먹어치우곤 했다. 눈이 핑핑 돌아갈 정도로 칼로리를 섭취하는 나날이 이어졌다.

그때는 나도 당연히 살찔 것을 각오하고 있었다. 그런데 뜻밖에도 처음 1~2개월은 체중도 허리둘레도 늘지 않았다.

나는 여기서 한 가지를 깨달았다. 다이어트를 해도 살이 잘 안 빠진다면서 신경질 내고 속았다고 투덜거리는 모습, 주변에서 흔히 볼 수 있는 모습이다. 그런데 안 먹는다고 살이 빠지는 게 아니다. 먹는다고 해서 살찌는 것도 아니다. 여기에는 근거가 있다. 바로 우리 몸의 항상성이다. 항상성이 건강하게 작동하여, 우리 몸의 체중을 가능한 한 본래 상태로 유지하려는 기능을 수행하고 있다는 이야기다. 이 상태를 흐트러뜨리려면, 같은 자극을 계속 반복해서 가하는 '준비 기간'이 필요하다.

과거 온갖 다이어트에 절어서 생활할 때, 나는 그 고집스런 항상성을 저주스럽게 여기고 있었다. 그런데 그때 처음으로 내 안에 깃들어 있는 그 힘에 감사하는 마음을 갖게 된 것이다.

아니나 다를까, 제빵 학원 생활이 정점에 다다른 3개월째에 접어들자 체중은 2kg이 늘어났고, 청바지 허리와 허벅지가 빡빡하게 조이는 느낌이 왔다. 하지만 학원 다니는 횟수가 차츰 줄어들자 체중도 줄어들었다. 그리하여 학원을 그만둘 무렵에는 체중이 본래 상태보다 0.5kg 더 줄어 있었고, 허리둘레나 허벅지는 살찌기 전보다 오히려 탄탄해진 느낌이 들 정도였다.

아무리 생각해도 그때 내 몸은 남부럽지 않게 타고난 항상성을 십분 발휘했던 것 같다. 그리하여 '케이크 대량 섭취'라는 새로운 습관에 적응하고, 그와 동시에 불필요한 에너지와 지방을 착착 배출하는 힘을 강화한 것이 아닌가 싶다. 그랬기 때문에 단지 '대량 섭취'하는 일이 점점 줄어든 것만으로도 충분히 살이 빠질 수 있었던 것 같다. 아마도 이것이 바로 요요의 정반대 현상에 해당하는 것이었으리라. 무리하게 절식 생활을 계속하여 '비축하려는 힘'이 강화되었을 때, 조금이라도 식사량이 늘면 곧바로 살찌기 시작하는 그 악명 높은 요요 현상 말이다. 그러고 보면 먹고 싶을 때는 사양하지 말고 먹어 두는 것이 정신건강은 물론이고 몸매를 유지하는 데도 결국 이득인 셈이다.

여기서 내가 배운 것은, 한동안 지나치게 많이 먹는 생활을 했을 때, 그다음에 취해야 할 올바른 태도에 관한 것이다. 그것은 먹은 만큼 다시 되돌려 놓겠다고 급작스레 절식을 할 것이 아니라 그냥 보통 때처럼 먹으면 된다는 것이다. 그때 몸이 요구하는 만큼 자연스럽게 먹으면 되는 것이다.

더 살찌지 않게 유지하는 거라면 그래도 되겠지만, 지금까지 쌓일 대로 쌓인 과잉 에너지는 어떻게 줄여야 되느냐고? 그렇게 불평을 늘어놓고 싶겠지만, 우리 몸이 불필요하게 남겨둔 에너지 같은 것은 그 어디에도 없다. 도대체 무슨 소리일까?

우리 몸이 매일 받아들이는 영양분은 돈이나 쓰레기처럼 차곡차곡 쌓이는 것이 아니라 그때그때 처리가 된다. 영양분은 섭취하자마자 곧바로 소비되며, 그러고도 남는 것이 있으면 그때의 몸 상태에 따라 다르게 처리된다. 그러니까 '배출하는 힘'이 강한 상태라면 신속히 내다버릴 것이고, '비축하려는 힘'이 강하면 평소보다 넉넉히 쌓아둘 터인데, 그것조차 필요가 없어진다면 내일이라도 당장 내다버리게 되어 있다는 말이다.

물론 우리 몸에는 에너지를 비축해 둔 창고 같은 조직이 항상 작동하고 있다. 처음에는 간장의 글리코겐이나 내장지방, 그다음에는 온몸의 피하지방과 같이 각 단계별로 에너지가 사용된다. 그것은 기본적으로 우리 몸 자체가 안에서 끊임없이 에너지를 돌리면서 쌓이지 않도록 설계되어 있기 때문인지도 모른다. 열심히 페달을 밟지 않으면 금방 쓰러지는 자전거처럼 말이다. 그렇기 때문에 조금 먹든 많이 먹든 관계없이 항상 배가 고파지는 것이리라.

에너지를 과잉 섭취했을 때 사람의 몸은 에너지 소비 기능을 강화해서 체중을 본래 상태로 돌려놓으려고 한다. 내가 이러한 성질을 더더욱 확신하게 된 사건이 하나 있었다.

어떤 시청자 참여 게임 프로그램에서 있었던 일이다. 참가자들은 남녀가 한 조가 되어 '여성의 체중×1만 원'에 해당하는 물품을 선택해서 가져갈 수가 있었다. 여성의 체중이 목표 금액에 못 미치는 경우에는 준비되어 있는 음식을 마음껏 먹어 무게를 늘릴 수가 있었다. 그때 정확한 숫자는 기억이 안 나지만, 대략 2~3kg만 늘리면 목표 체중 50kg이 될 수 있는 여성이 계속 먹고 재고 먹고 재는 모습을 본 적이 있다.

그런데 보는 사람이 속이 탈 정도로 그 여성의 체중은 늘어나지 않았다. 스테이크나 라면 등 무게를 따지자면 3kg이 넘는 음식을 먹었을 텐데도 체중으로 반영되지 않고 있었다. 거기다 화장실에 다녀오면 늘어났던 체중이 다시 제자리로 돌아오니, 먹는 보람이 별로 없었다.

우리 몸은 분명히 음식을 먹으면 곧바로 에너지를 소비하도록 만들어져 있다. 그뿐만 아니라 많이 먹었을 때는 그 작업을 한층 강화하는 메커니즘을 갖추고 있다.

이런 사실은 당신도 매일 경험하고 있을 것이다. 식사를 통해 영양분을 흡수하고 났을 때 곧바로 몸에서 살짝 열이 나는 것을 느낀 적이 있지 않은가? 식후 체온 상승을 '식사유도성 열 생산'이라고 하는데, 이 현상은 누구에게나 일어난다. 이렇게 자신의 몸에서 일어나는 변화를 한번 잘 관찰해보기 바란다. 많이 먹고 나면 열 생산 현상도 강해진다는 것을 알 수 있을 것이다. 이처럼 에너지는 다양한 방식으로 방출되면서 깨끗하게 정리가 된다.

물론 필요 이상으로 많이 먹는 것을 장려하는 말이 아니니 오해는 하지 마시기 바란다. 다만 '음식 = 칼로리 = 피하지방 축적'이라는 불안하고 두려운 생각에서 벗어날 필요가 있다는 말이다.

에너지가 쌓일 대로 쌓여 심각하게 뚱뚱해진 비만 체질은 어떤가. 이런 경우는 '깨끗이 정리하는 힘'이 아주 약해져 있는 상태라 할 수 있다. 이럴 때는 자기 몸에 필요한 것을 정확하게 읽어내는 감수성도 함께 둔해져 있다.

이에 대해 의사들은, 만복감이나 지질대사를 담당하는 렙틴 또는 탄수화물 대사를 담당하는 인슐린 같은 호르몬이 분비 이상을 일으킨 것이니, 약물 치료와 식이요법(그야말로 본래 의미의 다이어트)을 병행해야 한다고 할 것이다. 그러나 나는 이런 상태를 개선하려면 다음과 같은 것을 충분히 공급하고 개선해야 한다고 이야기하고 싶다.

① 충족되지 않은 '몸의 영양'과 '마음의 영양'
② 부족한 '몸 운동'과 '마음 운동'

살아 있는 몸은 예쁜 정물화가 아니다

뚱뚱한 사람에게 혹독한 다이어트 이미지를 강요하는 '칼로리 저축 발상'은 앞에서 이야기한 '뺄셈의 법칙'과 공통점이 있다. 둘 다 어이없게도 사람의 몸을 실험실의 비커 같은 물체로 간주하고 있다는 것이다. 그리하여 칼로리가 기계적으로 그 안에 들어갔다 나왔다 한다고 보고 있는 것이다.

하긴 본래 다이어트의 발상 자체를 보면 그럴 법도 하다. 사람의 몸을 살아서 계속 변화해 가는 생물체가 아닌 예쁜 정물화로 보려는 욕망이 바닥에 깔려 있기 때문이다. 아마도 다이어트 경험자라면 찔리는 부분이 있을 것이다. 대개 다이어트는 '○달에 ○kg'라는 단기 결전의 성격을 띠고 있다. 특정 기간 동안 특별한 생활을 하면 고민에서 해방될 수 있다는 식으로 말이다. "지금은 힘들지만, 이 다이어트 기간만 끝나면 이 괴로움도 끝이다." 오로지 이 한 가지 마음밖에 없다. 그리하여 배고파서 생기는 온갖 짜증을 참아가며 날씬한 몸이라는 이름의 예쁜 정물화를 손에 넣고자 애쓰는 것이다.

예쁜 정물화라고 표현한 이유는 날씬한 몸을 냉동 보존하고 싶다는 것이 다이어트 하는 사람의 본심이기 때문이다. 그러니까 일단 이루어지기만 하면, 그다음은 아무것도 안 해도 된다고 생각하고 싶고, 다시 살찐다는 것은 이제 참을 수도 없으며, 이런 괴로움을 다시 한 번 겪는 것은 절대로 사양하고 싶기 때문에 차라리 날씬한 몸으로 박제가 되는 것이 낫다고 생각하는 것이다.

수없는 다이어트 상품과 무슨무슨 다이어트에 금방 빠져드는 이유는, 그대로 따르기만 하면 그다음은 아무 생각 안 해도 된다고 생각하기 때문이다. 어떻게 하면 살이 빠질 수 있을지를 스스로 생각하는 것이 이제는 너무나 귀찮은 것이다. 하긴 다이어트라는 생각 자체가 살아 있는 인간에게는 너무나 큰 스트레스이니 그러는 것도 무리가 아니다.

심장은 죽을 때까지 쉬지 않고 움직이며 두근거리고, 그럴 때마다 온몸의 혈액도 엄청난 속도로 몸속을 돈다. 뇌와 심장 이외의 모든 세포는 끊임없이 파괴되고 새로 만들어져, 7년이 지나면 온몸의 세포가 완전히 새로 교체된다고 한다.

이런 사실을 무시하고 인간의 몸을 정물화 취급하는 다이어트식 발상은 그야말로 이제 살아 있기를 그만두자고 세뇌시키는 것과 다를 게 없다. 그래서 감수성 예민한 거식증 환자들 중 일부는 고분고분 죽음을 향해 다가가는 것이다.

끊임없이 흔들리고 있는 가운데서 몸은 마치 파도를 타듯이 균형 잡힌 자세를 유지하려 애쓰고 있다. 우리는 다만 그 정교한 균형 감각을 존중하고, 그 움직임을 왜곡하지 않고 도와주는 방향으로만 움직이면 된다. 억지로 자기 생각대로 바꿔 놓으려고 애쓰지 말고, 되는 대로 되어 가라고 맡겨 두자. 이상과 현실의 일치는 그때 비로소 나타나기 시작할 것이다. 그러고 보면 자기 몸을 조종하는 요령이란 어쩌면 꽃나무 기르는 것과 비슷한지도 모른다.

임산부 다이어트는
위험하다

임신중독증과 유선염 때문에?

임신 출산 정보지를 봐도 그렇고 의사들 말도 그렇고, 다들 임산부 다이어트가 꼭 필요하다고 강조하고 있다. 하지만 이런 요상한 상식이 버젓이 통용되기 시작한 것도 1990년대 초반부터다.

의사들은 진지하게 다이어트를 권장하는데, 여기에는 임신중독증을 피하기 위해서라는 멋진 대의명분이 있다. 임신중독증의 특징으로는 크게 부종, 단백뇨, 고혈압이 꼽힌다. 임신중독증에 걸리면 최악의 경우 태아가 태어나기 전에 죽거나 임산부가 '자간'이라는 경련을 일으켜 사망할 수 있다고 한다. 산부인과 병원에서 개최하는 모자교실에서는 이런 내용을 꼼꼼히 교육하고 있다.

임신중독증에 걸리기 쉬운 임산부의 특징이 통계 그래프에 일목요연하게 드러나 있는데, 임신 전에 비해서 체중이 15kg 이상 증가한 경우에 그 비율이 월등히 높다. 그러고 보면, 임산부에게 임신 중이라고 방심하지 말고 체중 증가를 억제할 수 있도록 다이어트를 하라고 강조할 만도 하다.

그러나 임신 중에 다이어트를 하라는 것은 현대 여성에게는 위험 신호가 될 수 있다. 우리 모두가 '애써 유지해 온 몸매가 출산을 계기로 망가지면 어떡하지?' 하는 불안을 안고 있기 때문이다. 출산 직후부터 사용할 수 있는 체형 보정용 속옷이나 '출산 후 6개월이 고비'라고 선전하는 에스테틱 코스가 번창하고 있는 것도 그 때문이다.

'자, 이제부터 뱃속의 아가를 위해 잘 먹어볼까?' 하고 팔을 걷어붙여야 할 때, "아닙니다. 그건 식량 사정이 나빴던 옛날에나 해당하는 이야기예요. 지금은 사시사철 영양 공급에 부족함이 없는 시대이니 평소보다 너무 많이 먹지 않도록 조심하세요."라는 주문이 들어오는 이 사태! 하루라도 빨리 본래 몸매를 되찾고 싶은 이 시대의 여성에게는 체중 증가를 억제하는 것이 도리어 바람직한 신호로 받아들여지는 것이다.

그러나 여성의 몸이란 그렇게 계획을 세웠다고 계획대로 움직여 주는 것이 아니다. 예를 들어 내 경우를 봐도 그렇다. 나는 다이어트를 할 생각이 전혀 없었지만 입덧이 너무 심해 임신 후기까지 밥을 못 먹었고, 결과적으로는 본의 아니게 다이어트 상태로 임신 기간을 보낸 셈이다. 다이어트를 열심히 하지 않은 임산부 친구들이 모두 출산 후 6개월 전후로 본래 체중을 되찾은 데에 비해, 임신 기간 내내 못 먹은 나만 출산 후 1년이 지나도록 체중이 줄지 않았다. 이런 사실은 무엇을 말하는 것일까? 나는 임신 기간을 평소 때보다도 오히려 못 먹는 상태로 지냈다. 그런데도 '비축해 두려는 힘'의 놀라운 활약에 힘입어 10kg까지 체중이 늘었거니와, 아기도 표준 체중으로 태어났다. 그리고 출산 후에는 모유를 먹일 수 있도록 잘 먹고 영양 섭취를 잘 해야 하는데, 너무 오래 계속된 입덧 때문인지 왕성한 식욕이 돌아오기까지 거의 6개월이 걸렸다.

단지 몸 상태 탓만은 아닐 것이다. '몸매 회복은 6개월이 고비'라며 선동하는 문구가 마음속 어딘가에 자리를 잡고 있어서, 나도 모르게 식사량을 억제하고 있었을지도 모른다. 게다가 그 기간 중에 다이어트를 해야 하는 또 하나의 이유가 있었으니, 바로 유선염이다. 떡이나 단 음식, 고지방 음식처럼 소위 '다이어트의 적'이라는 음식을 지나치게 섭취하면 모유가 너무 많이 분비되는데, 이것이 전부 배출되지 못하고 남으면 유선이 막혀 유선염을 일으키게 된다는 것이다.

먹는 음식이 그런 쪽으로 편중되지 않도록 주의하게 만드는 데는 효과가 있을 것 같다. 하지만 이것이 지나치게 확대 해석되어 주식인 밥까지 줄이도록 강요를 받게 되면, 소비될 수 있는 에너지조차 소비되지 않은 채 비축되는 결과로 이어진다.

내 체중이 제자리걸음을 하고 있었던 것도, 반면에 다른 친구들이 순조롭게 본래 체중을 되찾은 것도 모두 그 때문이다. 임신 기간 중에 열심히 먹고 마음 놓고 살찐 다른 임산부 친구들은 출산 후에도 식욕을 유지하면서 영양 섭취를 계속했고, 모유를 먹이든 분유를 먹이든 관계없이 모두가 육아에 쩔쩔매면서 에너지를 순조롭게 소비한 것이다.

결국 초조해진 나는 아이가 젖을 떼자마자 다이어트에 다시 뛰어들었다. 그러나 결과는 즉각적인 실패였고, 지극히 당연한 결과였다. 왜냐하면 당시의 내 몸이 원하던 것과 정반대되는 행위를 밀어붙였기 때문이다.

그렇다. 우리의 몸은 자연의 섭리에 따라 스스로 알아서 날씬해지려고 하는데, 날씬해지고 싶은 마음에 사로잡힌 나머지 우리는 몸의 요구에 반대되는 행위를 하고 있는 것이다.

애초부터 내 몸은 임신 중에 적게 먹고도 남들만큼 살찔 것을 강요당했고, 그런 만큼 더 힘들게 열심히 일을 해왔다. 그렇기 때문에 나는 출산 후 식욕이 되돌아왔을 때 평소보다 더욱 열심히 먹어서 그동안의 노고를 치하해 주어야만 했던 것이다. 그러지 않고서는 호락호락 살이 빠질 리가 없었고 말이다.

그리하여 그때부터 나는 완전히 '지금이 임신 중'이냐는 소리를 들을 정도로 먹었고, 그런 과정을 거친 다음에야 비로소 체중이 본래 상태로 돌아가기 시작했다.

살이 빠지는 데도 에너지가 필요하다

내가 항상 실감하는 것이 있다. 살이 빠지는 데도 에너지가 필요하다는 것이다. 칼로리 과학이 말하는 내용과는 전혀 다르게 들릴 것이다. 그쪽은 에너지를 많이 섭취하면 살찌고 조금 섭취하면 날씬해진다는, 아주 간단한 뺄셈 공식을 들이댄다.

그런데 한 번쯤 '몸의 입장'에서 생각해봤으면 한다. 몸이 그 모습을 바꿀 때, 에너지가 필요할 것이라는 생각이 들지 않는가? 예를 들면 키가 훌쩍 클 때 또는 배가 항아리처럼 부푸는 임신 중일 때처럼 말이다. 기아 상태나 과로 때문에 수척해지는 경우는 일단 제외하자. 몸이 체력을 유지하면서 날씬한 모습으로 바뀌는 것도 현재의 균형 상태를 깨뜨리고 새로운 균형 상태를 만들어내는 일에 해당할 텐데, 그렇다면 이때도 변신에 필요한 에너지가 필요한 것이 아닐까?

그러니까 몸의 입장에서는 새삼스레 살이 빠지는 것보다 살찐 몸을 그냥저냥 유지하는 것이 오히려 에너지를 덜 쓰게 되는 경우도 있지 않겠느냐는 말이다. 물론 칼로리 법칙의 주장에는 어긋나지만, 내 경험으로는 그렇게 말할 수 있다는 것이다. 틀림없이 여러분도 뭔가 짚이는 것이 있을 것이다.

다이어트 하는 사람의 힘을 쭉 빼놓는 다이어트 철칙 중에 이런 것이 있다. "몇 년에 걸쳐 쌓여온 지방이니 그 살을 빼는 데도 그만큼의 시간을 들여야 한다." 이것도 뺄셈의 법칙과 마찬가지로 몸을 산수로 해결하려는 사고방식이니 심각하게 받아들일 필요가 없.

몸이란 의지를 가진 에너지 덩어리라는 것을 기억해주기 바란다. 몸은, 현재 상태를 유지해야겠다는 필요를 느끼면 절식을 하던 근육 운동을 하던 어떤 수를 써도 한사코 움직이지 않는다. 반대로 일단 변신해야겠다고 결정하면 짧은 시간 안에 모습이 변해 버린다. 나 역시도 8년에 걸쳐 찔끔찔끔 증가해 온 체중 6kg이 불과 3~4개월 사이에 날아가 버렸으니 말이다.

그리고 몸이 변신할 때 거치는 하나의 과정이 있다. 일단 한 차례 넉넉하게 부풀었다가 줄어드는 성질이 있다는 것이다.

이런 경우를 흔히 보았을 것이다. 초등학교 때 마른 편이던 여자 아이가 10대 중반에 한번 오동통하니 살이 오른다. 그러다 성장기가 끝나자마자 이젠 살 같은 거 필요 없다는 듯이 저절로 날씬해지는 경우 말이다. 임신 중에 축적되는 피하지방도, 의사선생님이 계산한 '필요분' 만큼으로 그치는 사람은 그리 흔하지 않다. 대부분의 임산부는 필요 이상으로 에너지를 비축해 놓았다가, 그 역할이 다 끝난 다음에야 비로소 쌓인 것을 방출한다.

우리 뇌에는 뇌신경세포를 연결하는 시냅스란 부분이 있는데, 시냅스도 유유아기에 급속히 발달해 그 양을 한껏 늘린 후에 '가지치기'라는 작업을 통해서 정리해 간다고 한다. 그러므로 이처럼 몸이 '불어나는 시기'를 지나고 있을 때 그 움직임을 거스르는 다이어트 따위를 하는 것은 자연의 흐름에 역행하는 짓이라고 볼 수밖에 없다.

20년 이상 지속되어 온 이런 풍조가 혹시 부작용을 일으키고 있지는 않을까? 아니나 다를까, 걱정하던 일이 일어났다. 2005년 봄에서 여름에 걸쳐 다이어트를 한 임산부를 대상으로 연구 조사한 결과, 태어난 아이들에게 어떤 문제가 닥쳐올지에 관한 내용이 밝혀졌다. 그것도 임산부에게 다이어트를 권고했던 바로 그 미국 의학계에서 말이다.

첫 번째 연구 결과는, 임산부들이 다이어트를 하게 된 최근 20년 사이에 신생아의 평균 체중이 그 이전보다 감소했으며, 출생 후 한동안 의료 지원을 받아야 하는 '저체중아'의 비율도 곱절로 늘어났다.

두 번째는 생쥐 실험 결과로 밝혀진 내용인데, 다이어트를 한 임산부의 아이는 식욕과 에너지 소비를 좌우하는 렙틴이라는 호르몬이 분비 이상을 일으켜 성장 후에 비만이나 당뇨병 같은 생활습관병에 걸리기 쉽다는 것이다. 이 이야기를 들으면서 부모의 업을 자식이 받는다는 드라마 대사 같은 말이 저절로 떠오르는 것은 나만이 아닐 것이다.

임산부의 식욕을 다시 생각해보자!

여기서 임산부 다이어트의 폐해를 한 가지 더 덧붙이고 싶다. 왜 임산부가 다이어트를 하면 안 되는 것일까? 우리 인생에서 식욕이라는 척도가 가장 자립적으로 활발하게 작동하고 또 그것을 민감하게 받아들이는 시기가 있는데, 바로 성장기와 임신 중이기 때문이다. 즉, 지금 몸에 어떤 영양소가 어느 정도 필요한지 활발하게 신호가 오고가고, 또 그것을 받아들이는 감수성도 뛰어난 시기가 바로 그때라는 말이다.

임신하고 났더니 입맛이 바뀌었다고 이야기하는 것을 주위에서 많이 들어봤을 것이다. 흔한 말로 "신 게 먹고 싶어."라는 대사가 있다. 레몬을 매일 통째로 한 개씩 먹는다든지, 평소에는 엄두도 못 내던 음식을 대담하게 먹게 되는 경우도 있다. 내 경우에는 쓴 맛이 당겨서 파를 많이 먹었다. 평소에 싫어하던 파를 모든 음식에 듬뿍 얹어서 먹곤 했다. 매일 피망만 수없이 먹었다는 사람도 있다.

그런데 임산부가 다이어트를 한다며 음식을 제한해 버리면, 상식에 얽매이지 않는 소중한 식욕 척도의 자유로운 활동이 위축되고 만다. 식욕을 따르는 것이야말로 임산부의 몸 상태를 안정시키는 데 가장 도움이 되는 자연 건강관리법인 것이다.

임산부 다이어트의 출발은 임신중독증 예방이라는 대의명분이다. 최악의 경우에는 죽을 수도 있다고 위협하면서 말이다. 이것이 현대의학이 습관적으로 저지르고 있는 골치 아픈 문제이다. '극단적인 예'를 이유로 삼아 모두에게 일률적인 처방을 내리는 것 말이다. 사실 대부분의 사람은 그렇게까지 할 필요가 없는 것이 아닌가?

다행히도 임신중독증의 정의가 다시 내려졌다. 앞에서도 이야기했지만, 임신중독증의 세 가지 증상은 부종, 단백뇨, 고혈압이다. 그런데 이 중에서 부종과 단백뇨는 임신중독증과 관련된 위험 신호라고 할 수 없다고 해서, 이름을 '임신성 고혈압 증후군'이라고 바꿔 부르게 된 것이다. 생각하면 아주 당연한 일이 아닌가. 부종과 단백뇨는 '이상'이 아니라 수많은 임산부들에게 흔히 있을 수 있는 것이기 때문이다. 그것을 이상이라고 한다면, 거의 대부분이 그 그물에 걸릴 것이다. 저혈압에다가 거의 영양 부족 상태였던 내 경우에도 이 두 가지 증상이 나타나니 조심하라는 소리를 들었으니 말이다.

　이렇게 해서 수많은 임산부가 휘말렸던 체중 제한 소동도 한바탕 지나갔고, 임신중독증은 고혈압 치료로 마무리가 되었다.

　중독증이든 고혈압이든, 결국은 몸 상태가 안 좋은 증상이다. 그러므로 무엇보다도 임산부 자신이 자기 몸의 요구를 정직하게 받아들이고 몸 상태를 안정되게 유지하는 자기관리의 지혜를 기르는 것이 중요하다.

　우선은 몸 상태를 흐트러뜨리지 말고 불안정한 상황을 만들지 않도록 하자. 예를 들면, 밤에 늦게 자고 아침에 늦게 일어나면 체내시계의 리듬이 깨지니 조심하자. 또 전자파에 찌들어서 푸르른 자연이나 흙과 접촉하는 시간이 부족해지면 몸이 보내는 자연의 신호를 제대로 느낄 수 없으니 이것도 서둘러 바로잡아야 할 것이다.

　이렇게 무리한 상황이 아니라면, 몸에 필요한 영양소를 알아서 선택하는 '식욕이라는 척도'가 정확하게 작동할 것이다. 임산부의 식욕이란 자신의 몸 상태를 제대로 조절해 가려는 신호이자 힘이라는 사실을 이해하도록 하자.

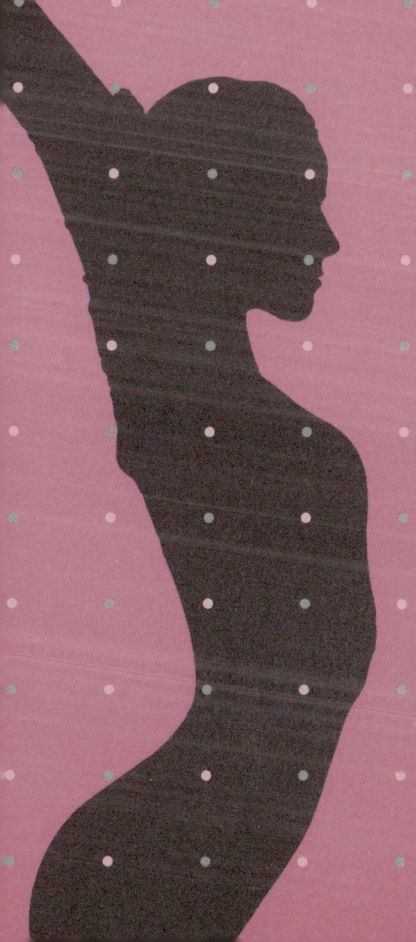

chapter
• 03

다이어트의 비밀과 거짓말

유명한 다이어트 방법에
더 이상 속지 말자

다이어트 상품이 이 세상에 당당히 얼굴을 내민 1980년 이후, 수없이 많은 다이어트 방법과 다이어트 상품이 차례차례 쏟아져 나왔다. 20세기가 끝나기 전에 나올 건 이미 다 나온 것 같다. 물론 다이어트 광고와 선전은 2000년 이후로도 계속되고 있다. 다들 새로운 방식인 양, 새로운 분위기로 치장하고 등장하고 있는데, 실은 이미 20세기에 지나간 것들을 다시 끄집어낸 복제품일 뿐이다.

그런데 새로운 광고가 등장할 때마다 다시 신종 사기에 속아 넘어가는 고객이 등장하는 덕에 다이어트의 무대의 공연은 아직도 계속 이어지고 있다.

화려한 다이어트 광고는 사실 대부분 '착각'을 판매하는 데 지나지 않는다고 해도 과언이 아니다. '그것을 사용하기만 하면 정말로 날씬해질 것 같은 이미지'라는 착각 말이다. 물론 그중에는 어떤 다이어트 방법이나 상품이 운 좋게도 딱 맞아떨어지는 경우도 있을 수 있다. 일부 도움을 받은 사람도 있을 테니 무조건 부정하는 것은 아니다.

다만 이 장에서는 내가 내 몸으로 '효과 없음'을 증명한 것 가운데, 특히 몸에 나쁘거나 사기성이 농후해서 그냥 묵과할 수 없겠다 싶은 것들을 중심으로 이야기하려고 한다.

리셋 다이어트는 거식증으로 가는 지름길

30년도 더 된 옛날에 어떤 미국인이 고안해낸 고물 다이어트의 판박이가 바로 리셋 다이어트다. 이것은 수많은 거식증과 과식증 환자들을 양산해내기 시작한 고전적 다이어트였다. 거식증으로 세상을 떠난 카렌 카펜터가 이 다이어트를 하고 있었다고 한다. 이제 와서 간판만 새로 바꿔 달고 사람의 눈을 속이려 들다니, 이래도 되는가?

이것은 절대 해서는 안 되는 대표 주자이다.

우선 기본 메뉴를 보자. '야채와 단백질 식품' 세트 일색에 식사량도 제한이 없으니 마음껏 드시라고 한다. 때때로 식사 대신에 과일과 플레인 요구르트를 메뉴에 넣어서 과자를 먹고 싶은 욕구를 달래라고 한다.

아무튼 리셋 다이어트는 당질(곧 탄수화물 식품과 설탕류)과 지방을 철저히 배제하는 원칙을 고수한다. 게다가 지금은 테플론 가공이 되어 있는 프라이팬도 많다. 기름 한 방울 안 쓰고도 고기나 생선을 조리할 수 있으니, 그 원칙을 더욱 철저히 고수할 수가 있다.

최근 수십 년 사이에 과격한 다이어트로 인한 '섭식장애', '요요 현상', '지방은 안 줄고 근육이 줄어드는 부작용'에 관한 지식이 널리 확산된 것이 사실이다. 리셋 다이어트는 그런 부작용이 없으니 안심해도 된다는 설명을 끼워 넣으며 역이용하고 있다. 참으로 어처구니가 없는 일이다. 리셋 다이어트를 진짜로 정확히 설명하고 싶다면 이렇게 말해야 한다. "효과적으로 섭식장애를 일으키고, 확실하게 요요 현상을 불러오며, 당신의 지방은 온전히 지키면서 근육만 줄여줄 수 있는 풍부한 메커니즘을 갖추고 있다."

이렇게 단언할 수 있는 근거가 무엇인지, 이제부터 하나씩 밝혀 보기로 하겠다.

섭식중추를 혼란에 빠뜨리는 메커니즘

30년 전에 가벼운 마음으로 다이어트를 해보려고 시작했다가 거식증 환자가 된 적이 있다는 이야기는 이미 했다. 그런데 나를 그렇게 만든 메커니즘 세 가지가 리셋 다이어트에 고스란히 계승되어 있어서 깜짝 놀랐다.

그 세 가지는 식사 내용 이외에 지켜야 할 규칙이나 설명에 해당하는데, 요약하면 다음과 같다.

첫 번째, "식사는 하루 세 끼를 거르지 말고 꼬박꼬박 규칙적으로 해야 한다. 이것은 절식이 아니라 '식생활 개선'이다. 식사를 거르면 더 빨리 살이 빠질 거라고 생각하는데, 이것은 큰 오산이다. 그다음 식사 때 공복감 때문에 과식을 하기가 쉽고, 과식을 하지 않더라도 칼로리가 필요 이상으로 흡수되기가 쉽다."

이 말은 지당하고도 논리적인 말씀으로 들린다. 그러나 여기에는 상당히 부정적인 메커니즘이 깔려 있다. 이 다이어트는 이것도 먹으면 안 되고 저것도 먹으면 안 되는 것이 많다. 그러니까 그렇게나 제한이 많고 부자유한 메뉴를 놓고서 그 가운데 머리를 써서 골라 먹어야 한다. 게다가 끼니를 한 번도 거르면 안 되고, 걸렀다가는 더 살이 찐다는 공포를 조장하면서 반드시 식사를 하도록 강제하고 있다. 이렇게 되면 사람은 하루 종일 세 끼 식사에 관한 생각에서 헤어날 수가 없다. 안 된다는 음식에 대한 욕망은 기아의 고통을 마비시키는 행복호르몬인 엔도르핀의 작용으로 점점 희미해지고, 먹는 행위에 대한 집착은 왜곡된 모습으로 더욱 강해진다.

이럴 바에는 차라리 단식하는 것이 건강에 더 좋을 것이다. 예를 들어 보통 때 충분히 영양을 섭취하는 사람이 소화기관에 휴식을 준다는 의미에서 한두 끼 거르는 것은 몸 상태를 정돈하는 자기관리 차원에서도 나쁠 것이 없다.

인간의 중추신경계에는 공복과 만복 신호를 내보내 먹는 행위를 조절하는 섭식중추가 있다. 그런데 하루 세 번 끼니때마다 결코 몸이 만족스러워할 리 없는 식사를 의무감에 사로잡혀 꾸역꾸역 먹는다고 해보자. 공복 신호와 만복 신호가 모두 무시된 식생활이 계속되는 가운데 섭식중추는 점차 망가질 것이고, 마침내 행동을 제어할 수 없는 상황에 이르게 될 것이다.

그러므로 이 다이어트 방법을 따르면, 자연히 섭식장애에 빠질 수밖에 없다. 아무리 공복 상태가 계속되어도 먹을 생각을 하지 않는 거식증, 또는 일단 한번 '금지 식품'에 손이 가면 배부른 것을 모르고 계속 먹어대는 과식증이 되는 것이다.

점점 더 깊은 수렁으로 밀어 넣는 메커니즘

두 번째, 몸에는 살이 빠지기 쉬운 시기와 잘 안 빠지는 정체기가 교대로 찾아온다며 그래프로 보여준다. 옆으로 수평을 달리는 직선과 계단 모양으로 우하향하는 직선으로 된 꺾은선 그래프를 보여주면서, 시각적으로 깊은 인상을 심어준다.

이런 설명으로 일단 다이어트를 시작하면 그만둘 수 없게 만든다.

이 다이어트가 내거는 슬로건은 "굳은 각오로 일주일만 참자!"이다. 이 말에 수많은 여성들이 가벼운 마음으로 금세 달려들 것이라고 훤히 꿰고 있는 것이다. 그렇다. 다이어트 하는 사람들이 바라는 것은 단기간에 그리고 한꺼번에 처치해버리는 것이다. 괴로운 일은 짧게 끝내고 싶으니까 말이다.

그런데 겨우 일주일 만에 정말로 만족스러운 결과를 얻는 사람이 과연 있을까? 답은 물론 "아니올시다!"이다. 열심히 했는데도 1kg밖에 안 줄어든 사람이 항의를 한다. "이거 말이 다르지 않습니까?" 바로 이때 등장하는 것이 그 꺾은선 그래프이다. "아, 그렇구나! 이 단계를 지나야 다시 살이 쭉 빠지는 시기가 오는 거군요." 이렇게 해서 사람들은 점점 더 깊은 수렁으로 끌려들어간다.

한편, 다이어트가 착착 진행되어 용케 2~3kg이 빠지면, "이왕이면 조금만 더 노력해서 5kg까지 빼볼까" 하는 욕심이 발동하게 된다. 사실 그다음 2kg은 훨씬 더 빼기가 어렵다. 바로 이럴 때도 어김없이 꺾은선 그래프가 등장해, 그다음 우하향 비탈길이 나타날 때까지 유혹한다. 그리고 자연스레 식사량은 점점 더 줄어든다. 미끼상품으로 호객 행위를 하는 것과 다를 게 없다.

세 번째, 목표를 달성한 후에 체중을 유지할 수 있는 식생활로 전환하는 것이 어렵다고 호소하는 경우가 많다.

다이어트 기간이 끝난 후에 그 체중을 유지하려면, 지금까지 지켜온 다이어트 원칙을 거의 그대로 지키면서 아침이나 점심으로 소량의 탄수화물을 섭취해야 한다고 한다. 왜냐하면 "9시 이후에 먹은 것은 지방으로 축적되기 쉬우므로 저녁은 가볍게 먹고, 살찌기 쉬운 탄수화물 같은 음식은 아침이나 점심으로 먹어야 한다."는 고전적인 규칙이 있기 때문이다.

하지만 실제 경험으로 알게 된 것이 있다. 기아 상태의 몸은 하루에 밥 한 공기나 식빵 1개 정도만 더 먹어도 민감하게 반응하면서 본래 체중으로 돌아가려고 안간힘을 쓴다는 것이다. 그것이 두려우면 계속 다이어트를 하면서 거식증이 되든가, 아니면 180도 바꾸어 과식증을 향하든가 둘 중 하나를 선택할 수밖에 없다. 어느 쪽이 되었든, 어릴 때부터 함께 발달해 온 섭식중추의 지혜로운 기능이 말 그대로 '리셋' 되었다는 각오를 단단히 해야 한다. 그것이 본래 상태로 회복되는 데는 어느 정도 시간이 필요할 것이다.

탄수화물이 뒤집어쓴 누명

그러면 이제 총정리하는 의미에서, 살찌는 원흉으로 지목되어 식단에서 추방된 탄수화물의 명예를 회복시켜 보기로 하자.

"탄수화물과 지방을 섭취하지 않으면 피하지방을 줄일 수 있다."라는 말은 사실과 반대되는 거짓 정보이다.

물론 평소에 필요 이상으로 먹고 있던 사람이 갑자기 식단을 부실하게 바꾸면 처음에는 당연히 살이 빠진다. 비축해 두었던 지방을 사용하게 될 테니 말이다. 그것이 너무나 기쁘다면, 당신은 이미 덫에 걸려든 것과 같다. 이제 머지않아 그런 상황은 종료되고, 몸은 잽싸게 '지방 보존 태세'로 돌입할 테니 말이다.

왜냐하면 우리 몸이 지방을 에너지로 연소시키려면 불쏘시개가 필요한데, 그 역할을 하는 것이 바로 탄수화물 같은 당질이기 때문이다. 그러므로 만성적으로 탄수화물이 부족한 상태가 되면, 어떻게 해서든 에너지를 조달해야 하는 우리 몸은 이제 지방 대신 근육을 분해하기 시작한다.

이것 말고도 심각한 문제가 또 있다. 육류와 생선은 살이 안 찌는 음식이니 마음껏 먹으라고 들이댄다. 그러나 육류와 생선을 많이 먹으면 단백질 과잉 섭취로 문제가 발생한다. 대량의 단백질이 분해될 때 생기는 대량의 암모니아가 신장에 큰 부담을 주기 때문이다.

본래 단백질의 첫 번째 임무는 근육이나 뼈, 효소와 같이 우리 몸을 만드는 재료로 사용되는 것이지, 에너지원으로 쓰이는 것이 아니다. 그런데 단백질을 당질 대신에 사용하고 또 모자라는 부분은 근육이나 뼈에서 가져다가 사용하는 과정에서 신장이 과로를 하게 된다. 그래서 거식증에는 부종과 같은 신장 관련 증상이 따르는 것이다. 나도 그 당시에는 목 아래쪽으로는 마르고 턱도 뾰족했는데, 이상하게도 양쪽 뺨과 귀 밑은 볼록하게 부어 있는 묘한 모습을 하고 있었다.

아무튼 미국 다이어트 업계는 1983년까지 계속 탄수화물을 홀대해 왔다. 1979년에 내가 입수한 최신 다이어트 책자에도 이렇게 쓰여 있었다.

"지방의 에너지는 1g당 9kcal나 되지만 소화하는 데도 그 정도의 에너지가 필요하다. 그러나 탄수화물은 1g당 4kcal밖에 안 되지만 소화하는 데 별로 에너지가 필요하지 않다. 그래서 혈액 속으로 쉽게 흘러들어간다."

그러니까 지방보다 탄수화물을 훨씬 '나쁜 놈' 취급을 한 것이다.

1970년대부터 미국에서 행해진 다이어트 방법인데 21세기에 들어와 널리 알려진 것으로 '저탄수화물 다이어트'가 있다. 이 다이어트는 지방은 적당히 섭취해도 된다면서 탄수화물만 제한하고 있는데, 바로 이런 배경이 있기 때문이다.

일본에서 다이어트 붐이 일어나기 시작한 1980년에, 미국에서는 그때까지 계속되던 과격한 다이어트를 반성하는 분위기가 조성되고 있었다. 그런 의미에서 '에어로빅'으로 잘 알려진 '피트니스' 붐이 시작되었다. 이와 함께 단백질을 일반 식품으로서가 아니라 순도 높게 정제된 프로테인으로 섭취하는 방법이 등장했다. 그렇게 하면 지방이 더 쉽게 연소된다면서 마시는 프로테인이 운동하는 사람들의 필수품으로 장려되었고, 단백질 신앙은 계속되었다.

그런데 로스앤젤레스 올림픽이 열린 1984년에 접어들자 미국은 갑자기 태도를 싹 바꾸었다.

'탄수화물이야말로 몸속에 들어가면 바로 에너지로 쓰일 수 있는 뛰어난 영양소'라면서 스포츠 의학계가 치켜세우기 시작한 것이다. 올림픽 선수들의 강화보조식품도 프로테인에서 바나나 파스타로 즉시 교체되었다.

그 여파는 곧 일본에 도착해 남성잡지에 '탄수화물 다이어트' 특집이 실렸다. 그러나 날씬해지는 방법으로서가 아니라 '에너지를 효과적으로 흡수하는 트레이닝 방법' 쪽에 가까웠다.

당시 일본에서 인기를 끌던 다이어트는 원푸드 다이어트에 해당하는 것들이었다. 1982년에 나온 제1탄이 '파인애플 다이어트'였고, 이어서 '양배추 다이어트', '달걀 다이어트' 등이 끊임없이 등장해 텔레비전 방송의 단골 화제로 오르내리곤 했다.

물론 다이어트 붐이 일어나기 전에도 "탄수화물을 너무 많이 먹으면 살찌니까 주의해야 한다."는 말은 있었다. 그러나 그것은 배가 부른데도 밥이나 빵을 더 먹으면 그것이 다 살로 간다는 단순한 말이었을 것이다.

이 말을 다이어트 관점에서 접근하면 "탄수화물을 빼고 먹으면 살이 빠진다."라고 왜곡할 수 있다. 그런데 여기서 한 가지 의문을 가져주었으면 한다. '밥'이라는 주식을 뺀 식생활이란 도대체 어떤 것인가?

꼭 쌀만 이야기하는 것이 아니다. 밀도 있고 옥수수도 있고, 농사를 짓는 곳이라면 세계 어느 나라든지 탄수화물 식품인 곡물이 주식이다. 그 이유가 무엇일까?

어떤 곡물이 '주식'으로 지정되었다는 것은 그럴 만한 이유가 있기 때문이다. 다양한 식품을 골고루 늘어놓고 먹을 여유가 없을 때는 이것만 먹어도 살아갈 수 있다는 것이며, 생명을 살리는 성분을 갖추고 있는 식품이기 때문에 주식이 된 것이다. 주식인 곡물은 온몸의 근육은 물론이고 뇌와 신경이 움직이는 데 필요한 연료인 포도당을 가장 효과적으로 보급할 수 있는 식품이자, 한 톨 한 톨이 씨앗이기도 하다. 그리고 탄수화물뿐만이 아니라 단백질이나 미네랄 등 우리 몸을 유지해주는 성분이 많이 들어 있어서 그 자체가 곧 생명력 덩어리라고 할 수 있다. 그렇게 보자면 영양원으로서는 육류나 생선, 샐러드 같은 것이 '조연'에 해당하지 않을까?

이런 '조연' 식품으로 배를 채우며 얼렁뚱땅 넘어가는 다이어트를 계속하면, 몸은 그 상황을 기아 상태로 인식하게 된다. 그리하여 근육과 뼈와 머리카락 등을 모두 줄이고 기초대사량을 떨어뜨리면서, 필사적으로 지방을 지키려는 비상사태로 들어가는 것이다.

마이크로 다이어트는 원푸드 다이어트가 발전된 것

최근 몇 년 사이에 마이크로 다이어트라는 것이 신문광고 등을 통해서 갑자기 부상했다. 사실 이것이 처음 등장한 때는 생각보다 꽤 오래 전이다.

우선 지금은 '몸에 나쁜 다이어트'의 대명사가 된 원푸드 다이어트에 관해 알아보자. 왜냐하면 실은 마이크로 다이어트라는 것이 결국은 형태를 바꾼 원푸드 다이어트의 일종이라고 할 수 있기 때문이다.

원푸드 다이어트는 미국인들이 좋아하는 다이어트 방법이다. 내가 1979년에 입수한 최신식 다이어트 책에도 약 30종류에 이르는 원푸드 다이어트 변종이 나열되어 있었다. '바나나와 꿀 다이어트', '아보카도 다이어트', '밀크셰이크 다이어트', '땅콩 다이어트' 등 마치 간식 레시피 모음집을 보는 듯했다.

기간은 길어야 일주일이고, 짧게는 주말에만 하는 2일짜리도 있었다. 한 가지 식품만 하루 세 끼 먹는 방법인데, 다른 것은 절대로 먹으면 안 되었다.

원푸드 다이어트의 제목으로 등장하는 식품은 '먹으면 쉽게 살이 빠질 것' 같은 착각과 짝을 지어 다닌다. 파인애플 다음에 화제가 된 것이 '양배추 다이어트'였는데, 이때는 양배추에 들어 있는 캐비진이 음식의 소화를 잘 되게 해준다는 '설'이 따라다녔다.

그러나 원푸드 다이어트의 정체는 그렇게 고상한 것이 아니다. 한마디로 요약하자면 그저 '저칼로리 상태를 쉽게 만드는 방편'일 뿐이다.

사실 보통의 식생활을 하면서 저칼로리 식단을 준비한다는 것은 보통 어려운 일이 아니다. 식탁을 차린다고 이것저것 놓다 보면 총

칼로리가 점점 늘어나기 일쑤이다. 그러나 '이것 하나만' 있으면 된다고 해보자. 우선 준비할 것도 간단하거니와, 한 번에 사과 두 개를 먹는 다이어트라면 한 끼에 200~300kcal라는 꿈같은 저칼로리 식탁이 실현된다.

물론 의사나 영양사들은 원푸드 다이어트가 건강을 해칠 위험이 있는 다이어트라고 비판적인 태도를 취한다. 그 이유는 '단지 한 종류 음식만 먹으면 몸에 필요한 비타민이나 미네랄이 부족해져서 영양 상태가 나빠지기 때문' 이다. 그리하여 '이거라면 문제없겠지?' 하고 나타난 것이 있다. 한 봉지에 50가지 영양소가 모두 들어 있다는 것을 자랑으로 내세우는 '마이크로 다이어트' 다.

여러분, 오래 기다리셨습니다. 여기 이 다이어트 묘약을 설명하자면 이렇습니다. 1980년대부터 잘 알려진 건강식품인 하얀 프로테인 분말인데요. 여기에 모든 건강식품을 총망라하듯이 다목적 비타민과 미네랄을 첨가했습니다. 1회분 한 봉지를 온수에 타서 마시면 약 170kcal의 한 끼 식사가 해결되는 제품입니다.

혹시 맛이 궁금할지도 모르겠는데요. 1993년 당시에는 밀크셰이크처럼 되어 있었고 맛도 4종류(딸기, 코코아, 커피, 요구르트)에 지나지 않았지요. 10년이 지난 지금 밀크셰이크 형태가 9종류에, 단호박과 옥수수 등 수프 형태가 4종류로 늘어났습니다. 고객 여러분의 입맛에 맞게 새로운 제품 개발에 애썼음을 짐작하실 수 있을 것입니다.

사용 방법은 하루 세 끼 식사 중에 한 끼나 두 끼를 마이크로 다이어트 한 봉지로 대신하는 것입니다. 물론 그 외의 식사도 500kcal가 넘지 않도록 해야겠지요. 그렇게 하면 하루에 합계 840kcal(두 끼를 대체했을 경우)의 '초 저칼로리' 식사가 실현됩니다. 뿐만 아니라 일반적인 식사로 수천 kcal를 섭취했을 때와 똑같은 영양소를 섭취할 수 있기 때문에, 그야말로 건강하게 살을 뺄 수 있는 것이지요!

이런 멍청한 소리를 듣다 보면 정말 눈이 팽팽 돌 지경이다. 일반 식사와 '똑같다'고 자랑하는 영양소 중에 인간의 몸에 가장 중요한 에너지원인 당질은 극히 적지 않은가! 그리고 '초 저칼로리'란 말을 그렇게 쉽게 하다니, 정말 어이가 없다.

1970년대 초에도 칼로리 제한 다이어트를 지도하는 의사들은 "하루 기초대사량에 해당하는 1000~1200kcal는 섭취해야 한다."는 규칙을 반드시 지켜야 한다고 강조했다. 그리고 1000kcal 미만인 다이어트는 '초 저칼로리 다이어트'라고 해서 병원에 입원해서 관리를 받는 환자에게만 적용했고, 의사의 관리가 이루어지지 않는 곳에서 실시하면 안 되는 것으로 취급되었다. 그래서 마이크로 다이어트도 발매 초기에는 병원 전용 제품만 나와 있었고 일반인 상대로는 판매하지 않았던 것이다. 판매자의 양심이란 것이 이제는 다 무너져 버린 것이 아닌가 싶다.

마이크로 다이어트의 광고 문구를 보면 "영양 불균형을 초래하는 해로운 원푸드 다이어트와 다르다."는 말을 아주 강력하게 주장하고 있다. 그러나 결국은 '비타민과 미네랄이 첨가된 프로테인'이라는 '원푸드'를 식사 대신 섭취하고, 그리하여 손쉽게 저칼로리 상태를 실현하라는 것에 지나지 않는다. 원푸드 다이어트의 변형이 아닐 수 없다.

내가 이 다이어트를 하다가 집어치운 첫 번째 이유는, 전혀 식사 대용이 되지 않는다는 것을 깨달았기 때문이다. 분말 상태의 보조식품만 먹으면 짜증이 나고 기분이 저조했다. 그리하여 한 봉지를 마시고 나면 진짜 식사가 하고 싶어졌다. 가짜는 진짜를 향한 욕망을 전혀 해소해주지 못한 것이다. 결국 170kcal짜리 한 봉지는 거꾸로 불필요한 과잉 에너지가 되기 십상이다. 내 경험에 비추어 말하자면, 만약 이런 식의 식사 습관이 아무렇지도 않은 상태가 되었다면 이미 몸은 기아 상태에 적응해 거식증 모드로 전환된 것이라 할 수 있다. 이제 남은 것은 빠르든 늦든 요요 현상을 맞이하는 일뿐이리라.

셰이크나 수프로 가공된 것은 수분으로 배를 채워 잘 어르고 달래려는 것이겠지만, 우리의 배는 그저 채우기만 해서 해결되지 않는다. 일반 음식을 잘 소화하지 못하는 상태일 때 먹는 영양식이라면 모른다. 그러나 건강한 상태라면 이로 씹는 행위가 동반되어야 식사를 했다는 만족감을 얻을 수 있다. 또 음식물을 씹으면서 분비되는 침 속에는 우리 몸에 유용한 성분이 많이 들어 있다. 세포 노화 방지에 유용한 호르몬인 파로틴, 세포를 활성화하고 열 방출을 촉진하는 노르아드레날린 등이 그것이다. 몸의 에너지 순환을 돕는 성분이 저절로 나오는 것을 억눌러봐야 몸 상태만 나빠질 뿐이다.

　더 본질적인 이야기를 하자면, 사실 우리 몸은 그날그날 그때그때 몸 상태에 따라 필요한 영양소의 종류가 다르다. 그런데 원푸드 다이어트는 매일 매번 똑같은 식품을 들이대는 것으로 해결하려는 것이니, 그야말로 우리 몸의 요구를 무시하고 몸 상태가 파괴되는 쪽으로 이끄는 메커니즘이라 하지 않을 수 없다.

에스테틱 살롱은 살 빼는 곳이 아니다

나는 '에스테틱 살롱'이라는 것이 일본에 처음 등장했을 때를 기억한다. 1980년 여름이었는데, 당시 다이어트 통신판매로 유명하던 어떤 대기업이 우수 단골 고객에게 보내준, 얇지만 제법 읽을거리가 있던 카탈로그 정보지에 처음 얼굴을 내밀었다. 프랑스에서 장비와 기술을 도입한 '에스테틱 살롱' 두 곳이 문을 열었다는 기사였다. 나는 그 기사 내용에 금방 빨려들어 갔다.

　본격적인 이야기로 들어가기 전에 못 박아 두고 싶은 것이 있다. 에스테틱이라는 것이 본래는 '피부 미용'을 목적으로 개발된 것이며, '살 빼기'라는 목적은 없었기 때문에 그런 기능을 갖추고 있지 않다는 점이다.

　아무튼 에스테틱 살롱은 그 당시에 프랑스에서 '직수입한 시스템'을 갖추고 있었다. 그리고 마치 치과의사 같은 분위기를 풍기면서 고급 기재와 화장품을 능숙하게 다루는 '에스테티션(피부관리사)'이라는 전문 기술자가 있었다. 그러니까 에스테닉 살롱은 에스테티션이 1~2시간 동안 피부 손질을 해주는 곳이었다. 그렇게 해서 기미나 잡티, 거칠어진 피부, 여드름 같은 피부 문제가 해소되고 촉촉한 피부로 다시 태어난다는 것이 기사의 요지였다.

독자들이 궁금해하는 '감량 코스'는 앞으로 개설될 예정이라는, 귀가 솔깃해지는 이야기도 있었다. 어떤 코스든 간에 요금은 상당히 고가로 설정되어 있었고, 기사에서도 '우리 손이 닿지 않는 구름 위의 세계'라는 식으로 소개되어 있었다.

버블 경기가 시작되긴 했지만 1980년대 중반까지도 에스테틱 살롱은 아는 사람만 아는 그늘 속 존재였다. 대표적인 시술 내용이라는 것도 거의 '피부 관리'와 '전신 탈모'가 주를 이루었다. '전신 감량 코스'를 개설한 곳은 있었으나, 내가 오랫동안 고대한 '부분 감량'을 메뉴로 내걸고 있는 곳은 찾아보기 어려웠다.

그때는 시술 코스 요금도 300만~500만 원 정도로 떨어져 있었으나, 당시 대학생이던 나에게는 아직도 사정거리 밖이었다. 그러던 중 1985년 드디어 '부분 감량' 코스를 개설한 에스테틱 살롱을 발견했다. 나는 도박에 나섰다. 그 에스테틱 살롱에 가서 접수하는 사람에게 이렇게 말했다. "50만 원 예산으로 시험 삼아 해볼 수 있는 시범 코스 같은 것은 없습니까?" 그랬더니 점장과 스태프 사이에 짧은 대화가 오간 다음 곧바로 이런 고마운 대답이 돌아왔다. "1개월 동안 체험 모니터라고 해서, 회원 가입비 30만 원만 내고 하실 수 있는 게 있는데 괜찮겠습니까?" 그렇게 해서 1개월 동안 횟수 제한 없이 이용할 수 있었으니, 지금 생각하면 참으로 너그러운 시절이었다 싶다.

그러나 결론부터 말하자면, 에스테틱 살롱은 나 같은 사람한테도 충분히 본전을 뽑을 수가 있었다. 왜냐하면 살롱에 와서 시술을 받는 것만으로는 성에 차지 않아 거기서 사용하는 파라핀 팩이나 전동 마사지 기구 같은 것을 사버렸기 때문이다. 물론 앞에서 말한 대로 효과는 전혀 없었다.

몇 년 뒤 한 에스테틱 살롱이 유행을 선도하는 여배우를 기용해서 화려한 광고 전략을 펼치면서 에스테틱 살롱은 '날씬해지고 싶은 사람이 가는 곳'이라는 새로운 이미지를 획득했다. 나는 지난번보다 더 오랜 기간, 비용도 더 많이 들여서 다시 에스테틱 살롱을 다니기 시작했다.

이때 시술을 받으면서 동시에 의무적으로 하게끔 정해져 있는 것이 바로 '식사 지도'였다. 그런데 아무리 생각해도 정말 이상했다. 누가 봐도 '저칼로리, 저지방, 소탄수화물'을 자랑할 만한 내 식사 기록에 대해서조차, 에스테티션 언니는 매번 "이건 안 먹으면 좋았겠다." 하면서 뭔가 꼭 한 가지를 주문한 것이다. 된장국이나 옥수수 수프처럼 다이어트에 좋다고 정평이 나 있는 메뉴에 대해서조차 "이건 필요 없을 것 같은데." 하면서 체크를 했다. 그 행동에는 특별한 근거도 없었다. 목소리 큰 사람이 이긴다는 식이었다.

그러나 거기에는 뭔가 거스를 수 없는 약속이나 규칙 같은 분위기가 형성되어 있었다. 정말 담당 에스테티션 제도란 아주 잘 만들어진 시스템이었다.

에스테티션 언니들에게 주어진 사명은 본론에 해당하는 다이어트 고민뿐만 아니라 연애 이야기나 일 이야기, 인생 고민까지 다 들어주고, 그 여자의 인생을 통째로 격려해주는 응원단장 역할을 연출하는 것이었다.

특히 내 담당은 에스테틱 살롱의 점장으로서 수완이 보통이 아니었다. 말투와 표정 전반에 "마음 깊이 너를 걱정하고 응원한다."는 분위기가 철철 흘러 넘쳤다. 말이 안 되는 주장을 펼칠 때도, 그 천사 같은 마음에다 확신에 가득 찬 태도를 보면 깜빡 넘어가지 않을 수가 없었다. 게다가 내 경우에는 체중이 전혀 줄지 않았고 중간에 조금 늘어나기까지 했는데도 반론을 펼칠 여지가 없었다.

어떤 의미에서 그 면담실은 일종의 '인생극장' 같은 공간이었는지도 모르겠다. 무대 뒤에서 벌어지는 촌극 같은. 어쨌든 담당 에스테티션은 나를 위해 필사적으로 격려하고 용기를 북돋아주는 믿음직한 코치였다. 다만 비용을 지불하고 살롱에 등록한 기간 동안만이지만 말이다.

나는 퇴근할 때나 쉬는 날에 살롱에 들러 담당 언니와 자매 같은 관계를 만들어 나갔다. 그러나 내가 세 번째 등록을 앞두고 이제 그만두겠다는 의사를 밝힌 순간, 사이좋은 관계는 조용히 끝이 났다.

나는 그 에스테틱 살롱의 영업 방식이 좀 특이했나 보다 하는 생각을 했더랬다. 그러나 알고 보니 그것은 '다이어트'라는 간판을 전면에 내세운 모든 에스테틱 살롱의 공통된 방식이었다. 그 사실을 깨닫게 된 것은 1990년대 중반에 나온 어떤 책을 통해서였다.

바로 '다이어트 체험자의 그 이후'를 취재해서 기술했다는 《전 에스테틱 신데렐라 수상자의 수기》라는 책이었다.

'에스테틱 신데렐라'란 1990년 무렵부터 대형 에스테틱 체인 회사가 경쟁적으로 시작한 광고 이벤트의 대표적인 명칭이다.

이 이벤트는 다음과 같이 진행되었다. 우선 이벤트 응모자를 모집해서 그중에서 후보자를 선발하고, 담당 에스테티션을 배정해 약 3개월에 걸쳐 체중을 줄이도록 한다. 그리고 그동안에 얼마나 날씬해졌는지를 겨루는 것이다. 콘테스트 입상자는 광고 모델이 되어 감량 전과 후의 사진을 사용하게 된다는 조건이 붙어 있었다.

이때는 본래 키가 크고 평균보다 수십 kg 단위로 체중이 많이 나가는 사람, 즉 과격한 다이어트를 시켰을 때 감량 폭이 클 것 같은 사람을 뽑는 것이 관건이었다. 이는 에스테틱 신데렐라였던 책 속 주인공이 고백한 바이기도 하다. 자기가 날씬해진 것은 에스테틱 살롱의 시술 덕분이 아니라 극단적인 다이어트 관리 때문이었다고 말이다.

책에도 '식사 지도' 이야기가 나와 있었다. 그 내용도 식사 일지를 보면서 "이런 것은 먹지 말고, 이것도 빼고." 하며 손이 가는 대로 지적하는 방식으로, 내가 받았던 식사 지도와 똑같았다. 또 어떤 식품을 먹지 말라고 하면서 왜 먹으면 안 되는지를 설명할 때도, 문외한이 듣기에도 모순이 느껴지는 이유를 즉흥적으로 갖다 붙였다는 말도 쓰여 있었다.

그도 그럴 것이 에스테티션은 어디까지나 피부 관리 전문가이기 때문이다. 사람을 날씬하게 만드는 일을 하도록 양성된 기술자가 아닌 것이다. 그런데도 회사의 경영 전략상 자신의 전문 분야가 아닌 일까지 해야만 하고, 게다가 그 결과가 자신의 영업 성적에도 영향을 미치고 있다. 정말 에스테티션으로서는 고객에게 에스테틱 살롱에 다니고 있는 동안만은 단식이라도 해달라고 부탁하고 싶은 심정일 것이다.

수기의 주인공은 매일같이 필사적으로 매달리는 담당 에스테티션의 열성에 휘말려, 한때는 아무것도 먹지 않고 물만 마시며 어질어질한 상태로 지내기도 했다고 한다. 그렇게 해서 엄청난 체중 감량에 성공하여, 담당자와 손을 맞잡고 스포트라이트를 받았다. 그러나 그 후에 그만큼 엄청난 요요 현상이 밀어닥쳤고, 그 결과 체중은 다시 제자리로 돌아왔다는 이야기였다.

괴로움 속에서 지난날을 돌이켜보던 주인공이 마지막으로 던진 한마디가 있었다. "그때 그 광적인 열기는 도대체 무엇이었을까?" 그 심정마저도 내가 느꼈던 것과 일치하고 있었다.

이제는 날씬해질 수 있다는 간판만 내걸면 많은 고객이 몰려드는 시대가 되었다. 에스테틱 업계는 위기를 감지하고 위험한 게임을 시작했다.

우선 에스테틱 살롱은 이미지 전략을 위해서 "열이나 압력으로 셀룰라이트 분해를 촉진합니다." 따위의 수식어가 붙어 있는 살 빼는 기계나 소도구를 들여놓기 시작했다. "이렇게 한다고 해서 고객이 정말로 날씬해질 수 있다고 볼 수는 없다."는 사실을 경영자들도 충분히 알고 있었을 것이다. 그러니까 광고에는 한마디도 내비치지 않는 '식사 지도'라는 것을 서비스 명목으로 의무화할 필요가 있지 않았겠는가?

여기에는 두 가지 이점이 있다.

하나는 누가 봐도 영양 과잉으로 비만 상태가 된 고객의 경우인데, 엄격한 식사 제한을 하면 일단은 체중이 줄어들게 되어 있으므로, 시술 자체에 살이 빠지는 효과가 없더라도 고객의 기대에 부응할 수 있다는 것이다.

또 하나 진짜로 중요한 것이 있는데, 살이 빠지지 않는 책임을 고객에게 전가할 수가 있다는 것이다. 그렇게 하려고 담당자들이 '면담할 때는 반드시 한 가지 트집을 잡도록' 교육을 받은 것이 아닐까? 비록 다이어트 교과서의 모범 답안 같은 식단이었다 할지라도 말이다.

에스테틱 살롱을 다니면서 살이 빠지기를 기대하지 않는 것이 좋다. 본래 그런 목적으로 만들어진 시설이 아니니까 말이다. 에스테틱 기술이란 피부 관리가 목적이다. 그곳에서 살을 빼겠다는 기대감은 또한 에스테티션에게도 무리한 부담을 준다. 바로 그 때문에 진작 폐기처분되었어야 할 다이어트 방법이 재활용되어, 오늘날 수많은 사람들에게 권장되고 있는 것이다. 20세기에 이미 전문가들 사이에서 '거식증의 직접적인 원인이 되는 잘못된 다이어트의 전형적인 사례'로 결론이 난 쓰레기 다이어트 방법이 말이다.

남의 손을 빌려서 최소한의 노력으로 살을 빼고 싶어 하는 우리의 과잉 기대와 그 기대에 부응하고자 무리한 방법을 구사하는 에스테틱 살롱의 웃기는 난장판. 에스테틱 붐이 일어난 이후 20년 동안 벌어진 상황은 이렇게 요약될 수 있으리라.

내 몸을 믿어야
날씬해질 수 있다

21세기에 접어든 지금도 1970년대와 똑같은 상품을 '신발매' 하여 '대박'을 터뜨리는 신나는 다이어트 업계. 아무리 그래도 30년이 지나도록 발전이 없다는 것은 어딘가 좀 이상하다는 생각이 들지 않는가? 전자제품이나 신소재 의류 등 다른 분야는 지난 30년 동안 장족의 발전을 거듭해 왔다. 그런데 어쩐 일인지 다이어트 분야만은 혼자 동떨어진 별세계인 듯 제자리를 맴돌고 있다.

다이어트 상품이 발전해 나가는 길을 닫아버린 데는 이유가 있다. '몸은 자기 자신의 힘으로만 날씬해질 수 있다.' 는 한 가지 진실을 눈 딱 감고 외면하고 있기 때문이다.

제2장에서도 이야기한 바와 같이, 우리 몸은 남는 에너지를 남겨 둘 것인지 배출할 것인지 또 피하지방을 비축할 것인지 아니면 불필요해진 비축분을 줄일 것인지를 끊임없이 판단하고 있다. 그 과

정은 몸속에 있는 무수히 많은 호르몬과 당사슬과 신경기관의 작용으로 자동 처리되고 있다. 지방의 합성과 분해는 모두 우리 몸 안에 있는 힘이 실행하는 것이다.

몸 바깥에서 열을 가하고 압력을 주고 영양소를 합성한 보조식품을 투입한다고 해서 몸이 금방 변할 것이라고 생각한다면 큰 오산이다.

여기서 한 가지 덧붙여두고 싶은 것이 있다. 다이어트 책을 보면서 열심히 칼로리 조절을 따라 하는 것도, 얼핏 보기에는 자기가 노력하는 것 같지만 사실은 '외부적인 힘'에 포함된다는 사실이다. 그 책이 시키는 대로만 하면 날씬해질 수 있을 것이라고 기대하는 것 자체가 바로 '날씬해지는 법'이라는 마법의 사탕을 받아먹는 것이기 때문이다.

비록 다른 누군가가 성공했다 하더라도, 지금 내 몸의 상황을 무시하고 억지로 그 방법을 적용했을 때 똑같은 결과가 나온다는 보장은 없다.

이 세상에는 수많은 다이어트 방법이 반복해서 등장하고 있고, 그것을 실행하는 사람 중에 일부 성공하는 사례가 있는 것도 사실이다. "이건 지금까지 나온 것과 전혀 달라! 이번에는 꼭 성공할 거야! 꼭! 꼭!" 하면서 즐겁고 유쾌하게 다이어트 기간을 보낼 경우, 현실적으로 몸에도 긍정적인 변화가 나타나게 되어 있기 때문이다. 비록 일시적인 변화였다고 해도 말이다. 반대로 먹는 것을 참는 게 괴롭고, 정해진 운동량을 채우는 것이 귀찮고, 다이어트 기간이 언제 끝나나 싶은 마음만 굴뚝같다면, 그 다이어트는 그만두는 것이 현명하다. 어차피 끝까지 해도 좋은 결과가 나오지 않을 것이기 때문이다.

이처럼 우리가 바라는 변화는 몸과 마음이 일치했을 때 비로소 나타난다. 결과를 이끌어내는 것은 다름 아닌 바로 우리 자신의 힘이라는 말이다.

결국 '○○다이어트'라고 이름이 붙은 다이어트를 하게 되면 보통 때와 다른 특별한 식사법을 따라야 하고, 그렇게 되면 그때그때 자신의 욕구를 접어야 하므로 반동이 뒤따르기 쉽다. 그래서 나는 그 어떤 다이어트법도 따르지 않는 안티 다이어트 입장을 고수한다. 자기 안에서 우러나오는 욕구를 우선시함으로써 체형을 바로잡아 가듯이, 몸과 마음의 균형 감각을 익히는 것이 가장 좋은 길이라고 생각한다.

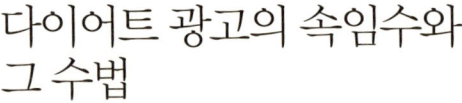

다이어트 광고의 속임수와
그 수법

광고 제작의 뒷면 – 카피라이터는 봤다

다이어트 붐 이전, 즉 1970년대까지만 해도 사람들 사이에 마르거나 살찐 데 관해서 건전한 상식이 통용되고 있었다.

"살을 빼고 싶으면 과식하지 말고 운동 부족 상태를 개선하면 된다."

그 이상도 이하도 아닌, 바로 이것이 당연한 진실이자 부동의 상식이었다.

그러므로 당시에는 다이어트 상품(사실 다이어트라는 말도 아직 없었을 때)이라는 것도 과식을 방지해주는 차원의 저칼로리 과자 또는 몸매 관리를 도와주는 운동보조기구 정도가 전부였다.

다이어트 상품이 성격을 180도 바꾸어버린 역사적 사건은 다이어트 붐이 일어나기 시작한 1980년 전후에 차례로 일어났다.

우선 1979년에 '사우나 슈트'와 '저주파 운동기구'가 처음으로 통신판매업계에 등장했다. 이들 상품이 획기적이었던 점은 귀찮게 운동을 하지 않아도 그저 '입기만 하면' 그리고 '붙이기만 하면' 쉽게 지방이 소비되어 살이 빠진다는 것이었다.

이어서 1980년에는 '프로테인'이라는 제품이 마치 살 빼는 약처럼 역시 통신판매 시장에 등장했다. 이 제품도 '평소와 똑같이 먹으면서 마시기만 하면' 된다고 목소리를 높였다. 프로테인의 작용으로 지방 연소가 촉진되어 살이 빠진다는 것이었다.

이렇게 해서 이제 다이어트 업계는 새로운 국면을 맞이하게 되었다. 다이어트 상품의 세계가 '배불리 먹으면서 충분히 지방을 연소시켜 주는 살 빼는 약'과 '운동 부족 문제를 해결하지 않은 상태로 지방을 분해해주는 기기나 크림'이라는 두 개의 바퀴를 달고서 달리는 회전운동을 시작한 것이다.

상품의 원리 자체는 발전된 것이 없는데도 상품 판매량이 쑥쑥 성장한 데는 이유가 있었으니, 바로 상품의 효능을 믿게 만드는 광고 기술이 발전한 덕이다.

다이어트 붐이 일어나기 이전 시대에는 다이어트 광고를 하는 데 논리가 필요하지 않았다. 그렇게까지 안 해도 살이 찌고 마르는 것은 당연히 '과식'과 '운동 부족'이라는 문제를 해결할 수 있느냐 없느냐 하는 데 달려 있다는 것을 모두가 알고 있었기 때문이다. 그래서 저칼로리 과자는 "맛있게 먹고 과식을 예방합니다."라고 광고하고, 운동기구도 "쉽고 안전하고 즐겁게 운동할 수 있습니다."라고 하는 것이 전부였다.

그런데 새로운 상품은 하나같이 '이러저러한 작용으로 지방이 분해되고 연소된다는 과학적 논리'를 내세우며 등장했다. '과학적'이라는 화려한 장식이 우습게도 효과를 발휘했다.

'비누 거품처럼 지방을 포위해서 제거하는 대두 사포닌 효과'

'갈색지방세포를 활성화해서 많이 먹어도 살이 안 찌는 체질로 만들어주는 달맞이꽃 오일'

'갑상선호르몬 분비를 촉진해서 몸에 피하지방이 쌓이지 않게 해주는 해조류 스피룰리나'

'인체의 구연산 회로에 작용해 피하지방 합성을 막아주는 알파 사이클로덱스트린'

새로운 수법이 나올 때마다 컬러 도판과 데이터 수치를 제시해가면서 살이 빠지는 메커니즘을 자세히 설명하는데, 그 화려한 카탈로그는 거의 과학잡지 수준이었다. 어쨌거나 나는 그 당시에 광고 문구를 액면 그대로 받아들이고 전부 사실이라고 믿고 있었다.

그런 내가 대학을 졸업하고 1년 정도 아르바이트 생활을 하다가 광고회사의 카피라이터로 취직한 것은 운명이자 필연이었다고 할 수 있으리라. 입사한 지 얼마 안 되어서 광고를 바라보는 시각을 송두리째 뒤집어엎는 상황에 부딪쳤기 때문이다.

카피 부서에 배치된 이후 내가 처음 맡게 된 업무는, 얼마 후에 개점하게 될 패스트푸드점의 '고객의 목소리'를 쓰는 일이었다. 설문조사를 한 것이 있어서 거기에 쓰여 있는 내용을 바른 문장으로 정리하는 일인 줄 알았다. 그러나 설문조사서 같은 것은 없었다. 제작부서에서는 패스트푸드점 자료만 넘겨주면서, 그럴듯하게 나이와 직업을 덧붙여 쓱싹쓱싹 예문을 써서 보여주었다. 그러고는 "이런 건 이렇게 적당히 쓰면 되는 거야."라고 친절하게 알려주었다.

그때까지 내 시야를 가리고 있던 두터운 안개가 사악 걷히면서 한 줄기 빛이 두 눈을 향해 날아와 꽂히는 느낌을 받았다. "아아아, 이런 것이었다는 말인가!"

내게는 체험담이라면 물릴 정도로 읽은 역사가 있지 않은가. 다이어트 광고라면 호화판 카탈로그든 소박한 흑백 광고든 간에 반드시 애용자의 체험담이 붙어 있었다.

상품 판매를 시작하기도 전에 체험 모니터는 도대체 어떻게 모집하는 거지? 이것이 나의 오래된 의문사항이었다. 이렇게 많은 체험자가 있는데, 오랜 세월 동안 이것저것 안 써본 게 없는 나한테는 왜 한 번도 그런 제의가 없는 걸까? 나는 그들이 가공의 인물일 줄은 꿈에도 생각지 못했다.

그래도 나는 동일 인물의 살찐 모습과 마른 모습을 사진으로 찍어서 보여주는 체험담만큼은 가짜로 만들어낼 수 없지 않나 싶었다. 그 내막은 굴지의 다이어트 상품 대리점 영업사원이 알려주었다. 본래 몸이 마른 모델에게 돈을 많이 주고 살이 찌도록 해서 사진을 찍는 것이라고 말이다.

물론 광고 속의 모든 체험담이 그렇게 만들어진다는 이야기는 아니다. 공공성이 큰 매체를 이용하고 있고 소비자의 날카로운 눈이 구석구석 가 닿는 상품 광고라면 그에 상응하는 절차를 밟아서 만들어졌을 것이다. 그러나 DM이나 카탈로그, 독자층이 한정된 잡지 등 비교적 닫힌 공간에서 읽히는 광고라면 조작된 것이 많을 것이다.

상품을 만드는 회사와 광고하는 회사가 각각 분리되어 있어서 이런 일이 가능한 것이리라. 어쨌든 확실하게 선전하는 것이 광고회사의 임무이니까 말이다. 판매회사가 보내주는 '상품의 특징'을 보고 "만약 이것이 사실이라면 이렇게 되겠지?" 하면서 그 내용을 완전히 믿어버리고 '공상과학소설'을 지어내는 것이다.

광고를 볼 때는 그것이 '사실'을 전달하고 있다기보다, 당신이 이렇게 되어 줬으면 좋겠다거나 이렇게 되어 주기 바란다는 '희망'과 '기대'를 이야기하고 있다고 생각하는 것이 좋다.

이윽고 내 눈에도 이 세상에서 다이어트 상품이 만들어지는 과정이 보이기 시작했다. 당연히 무슨 최첨단 과학연구소가 진을 치고 있을 턱이 없었다. 다만 일상용품을 판매하는 회사의 직원들이 항상 뭔가 장사가 될 만한 아이디어가 없는지를 찾아다닐 뿐이었다. 그러다가 건강 소재나 운동과학 등 다이어트와 이야기를 결부시킬 수 있을 것 같은 작은 실마리를 하나 잡거나 "이걸 이용하면 팔릴지도 모른다."라는 아이디어를 찾아내면 바로 행동으로 옮긴다. 그 아이디어를 건강식품, 화장품, 일상용품을 만드는 회사에 가지고 가서 상품으로 만들어내는 것이다. 다시 말해, 이렇게 하면 살이 빠질지도 모르겠다는 즉흥적인 발상과 억측의 산물이 다이어트 상품인 것이다.

그러면 광고회사 직원들이 어떻게 솜씨를 발휘하는지를 알아보기로 하자.

다이어트 붐 이전 일반 대중은 '절식 안 해도 ok', '운동 안 해도 ok', 'O주일에 간단히 Okg 감량 ok'라는 광고를 보면, 대부분 '사기'라고 생각하고 상대를 하지 않았다. 그런데 그러한 이성적 판단을 앗아가 버린 두 가지 주범이 있었으니 '과학적 해설'과 '체험담'이다. 특히나 '논리'와 '시각적 효과'를 적절히 섞어서 구사하면 막강한 힘을 발휘했다.

왜냐하면 우선 증거가 없으면 사기라고 판단하는 좌뇌의 명석함을 속여 넘겨야 하는데, 그러려면 과학적 이론과 함께 권위를 덧붙여서 설득할 필요가 있기 때문이다. 예를 들어 속속 새로운 제품이 출시되고 있는 다이어트 건강보조식품을 보자. 이들 상품은 '강력한 물질'을 광고할 때 두 가지 요소를 이용하고 있다. 우선 마치 새로운 구세주를 발견한 듯한 기분이 들도록 영문 표기를 해서 잘 보이도록 가운데에 모셔 놓는다. 그다음에는 인공으로 만든 약에 거부감을 느끼는 고객들을 설득하기 위해 한방에서 들어본 적이 있는 소재를 섞어 '선조의 지혜' 같은 분위기를 조성해 신뢰감을 얻어낸다. 이때 광고에 반드시 덧붙여야 하는 중요한 내용이 있다. 소재와 밀접한 관계가 있을 법한 대학이나 연구소의 박사라는 사람을 내세워 얼굴 사진이나 친필 사인이 있는 추천서를 광고에 첨부함으로써 '권위'를 못 박아야 한다.

그런데 논리만으로는 "음, 그래. 그렇구나." 하는 선에서 넘어갈 공산이 크다. 실제로 구매로 몰아가려면 '논리가 통하지 않는 잠재의식'이란 부분에 충동의 기운을 불어넣는 것이 중요하다. 잠재의식은 평소에는 언어로 의식되지 않는 이미지의 저장고라고 한다. 즉, 잠재의식은 언어보다 시각정보나 감정에 더 쉽게 설득된다.

그래서 다이어트 광고에 그렇게 화려한 도판이 이용되고 있는 것이다. 또 박사나 체험자들의 조그만 얼굴 사진도 결코 우습게볼 것이 아니다. 그 사진이 있고 없는 것은 설득력에 큰 차이가 있다.

'체험담'도 광고 지면에서 마치 덤인 듯이 자리 잡고 있지만, 사실은 절대로 빠뜨리면 안 되는 요소이다. 체험담도 실은 사실이 아닐 수 있고 진짜라는 증거도 전혀 없다. 그러나 낯모르는 누군가가 성공했다고 말하면, 상품 설명을 이해하는 것으로 끝날 고객의 마음을 확실히 붙잡기도 한다.

사람들은 "이거 사서 써 보세요." 하고 정면으로 권유를 받으면, "아유, 아니에요." 하면서 논리를 요구하는 의심스런 마음을 발동시킨다. 그런데 똑같은 것을 '나와 관계없는 타인의 드라마'처럼 바라보게 되면, 의심하는 마음이 발동하지 않기 때문에 그 메시지가 스르르 잠재의식 속으로 쉽게 스며든다.

이런 점에서 광고란 일종의 최면술과도 같다고 할 수 있다. 우리가 흔히 알고 있는 것처럼 깜빡깜빡 잠이 오는 듯한 상태에서만 최면에 걸리는 것이 아니다. 의식이 있는 상태에서도 최면을 걸려는 사람이 경계심을 해제시키면 최면에 걸릴 수 있다고 한다.

여성이 다이어트에 빠지기 쉬운 이유

요즘에는 뚱뚱하지도 않은데 다이어트를 하려는 아이들이 많다. 나이도 점점 어려져 한참 미성숙한 초등학교 여자아이들도 드물지 않게 눈에 띈다. 10대에 섭식장애를 겪고 있는 아이들의 비율도 점점 증가해, 최근의 조사 결과에 따르면 섭식장애 학생을 지도한 적이 있는 학교가 중학교는 62%, 고등학교가 87%에 이른다고 한다(2003년, 일본의 경우). 그리고 가끔 사망자까지 나오고 있는 살 빼는 약의 피해자에 50대, 60대까지 포함되어 있다고 하니, 세대를 뛰어넘어 모든 여성의 문제가 된 듯하다.

예전에 비하면 다이어트를 생각하는 남성도 다소 늘어나고 있는 것 같은데, 그래도 여성들만 다이어트 의존증이나 섭식장애로까지 발전한다. 이렇게 여성에게만 피해가 크게 나타나는 데는 몇 가지 이유가 있다.

첫 번째로 우선 여성들이 '감상을 당하는 성'의 역할을 맡고 있다는 점을 들 수 있다. 그래서 이 세상에 '늘씬한 여성의 몸'이 그렇게 많은 사진과 영상으로 흘러넘치고 있고, 또 그것이 여성들에게 무언의 요구로서 작용하고 있는 것이다. 혹시라도 남성이 '보이는 역할'을 담당하는 문화로 바뀌어 수영복이나 초미니 팬티를 입은 늘씬한 남성들의 포스터나 영상이 떠돌아다니고, 그것을 헐렁하고 편안한 옷을 입은 여성들이 감상하고 즐기는 세상이 된다면, 입장이 역전될지도 모르겠다.

그러나 똑같이 다이어트를 강요당한다 하더라도, 체질적으로 여성 쪽이 심각한 문제에 직면하기 쉽다는 측면이 있다. 남성의 경우에는 체중을 줄여야겠다고 결심하고 딱 일주일만 밥을 줄이고 매일 운동을 하면 곧바로 그 결과가 나타날 것이다. 남성은 절식이나 운동이 곧바로 체중으로 이어지는 경향이 있다.

그러나 여성의 경우는 그렇게 간단하지가 않다. 출산을 전제로 만들어진 여성의 몸은 남성보다 최소 10개월은 더 살아남을 수 있어야 하므로, 그만큼 피하지방을 여유 있게 비축해 두어야 하기 때문이다. 이에 따라 여성의 몸은 남성과 달리 '절식'과 '감량' 사이에 '비축 기간'이라는 중간 단계가 하나 더 들어가 있다고 해석할 수가 있다. 그러니까 여성이 지루한 중간 단계에서 불안하고 초조해하고 있을 때 그 마음을 살짝 자극하는 정보를 흘리면서 꼬드기면, 더 기다리지 못하고 곧바로 다이어트 상품을 구매한다.

여기에다가 여성은 남성보다 광고에 더 속기 쉽고, 계속해서 믿으려는 속성을 갖고 있다. 남성의 경우는 증거가 나타날 때까지 믿지 않으려 하고 이유를 찾아내려는 마음이 강한 반면에, 여성은 논리 이외의 것에 쉽게 움직이는 경향이 있다. 실제로 최근 뇌과학 연구자들도 남성과 여성은 뇌 구조가 다르다는 이야기를 하고 있다. 논리에 강한 좌뇌와 이미지에 강한 우뇌를 이어주는 연결회로 다발이 남성보다 여성 쪽이 더 굵다고 한다. 그런 요인이 작용해서 여성이 시각 이미지를 주입한 광고에 쉽게 좌우된다는 이야기다.

어떤 것을 암시하고 주입하는 강제력은 막강한 힘을 발휘한다. "그렇게 하지 않으면 살아갈 수 없다."는 강박관념으로까지 쉽게 발전되기 때문이다. 만날 다이어트만 하고 있는 여자들을 바보라고 비웃는 남성들도 다른 분야에서는 그런 경지를 경험한 적이 있지 않을까 싶다.

다시 말하지만, 몸은 몸 자신의 힘으로만 날씬해질 수 있다. 그런데 그런 힘과 관계없이 '지어낸 이야기'로 만들어진 살 빼는 약과 다이어트 상품만 흘러넘친다. 그렇게 지어낸 이야기가 사실이기를 바라며 매달리는 강한 욕망들이 또한 광고가 만들어내는 가상 세계와 완전히 일치하고 있다.

비록 가짜 체험담에 가짜 사진이라 하더라도, '정말 그러면 좋겠다는 욕망'이 강하게 작용한 나머지 그냥 두 눈을 꾹 감고 그 술수에 빠져버리는 것이다.

이런저런 다이어트 방법에 계속 속아 넘어가는 여성의 심리는 결혼사기 피해자와 매우 비슷하다. 상대방의 허점이 눈에 띄어도 그냥 모르는 척 뒤로 물러서는 것이다. 상대방이 핑계 같은 것을 대기도 전에, 본인이 먼저 상대방 입장에서 변명거리를 늘어놓아 준다. 그리고 진실을 깨달을 수 있는 기회를 날려버린다.

다이어트의 경우 상대방 입장에서 늘어놓을 만한 변명거리는 "내가 살이 빠지기 힘든 체질이라서 그래.", "내가 노력이 부족했어.", "의지가 약하니까." 등등이 되겠다. 책임을 자기 쪽으로 돌려버리는 것이다. 다이어트 상품 판매자는 그런 변명을 놓치지 않고 이용한다. 광고 속에 다음과 같은 표현을 쓰면서 확실히 응수하는 것이다. "살이 빠지지 않는 체질의 소유자라도 괜찮습니다.", "지속적으로 하지 못하는 분도 괜찮습니다.", "당신의 체질에 딱 맞는 다이어트 상품을 추천합니다." 이런 식으로 소비자가 업자나 상품이 아닌 자기 자신에게 화살을 돌리도록 스리슬쩍 유도하고 있다.

광고는 언론매체를 이용한 집단최면이라고도 할 수 있다. 이런 사실을 상징적으로 이야기해주는 재미있는 광고가 2005년 일본 텔레비전에 등장한 적이 있다.

요즘 광고는 대부분 30초짜리로 대사도 빠르고 장면 전환도 빈번해 마치 드라마 축약판처럼 제작되고 있다. 그런데 이 광고는 젊은 여성 하나가 평상복을 입고 화면 왼쪽에서 오른쪽으로 계속 지나가는 장면뿐이다. 게다가 카메라의 움직임도 일절 없고 그냥 길게 한 장면으로 이어지고 있다. 화려한 배경음악이 흐르는 것도 아니다. 반주도 없이 여자가 혼자 조용히 콧노래를 흥얼거릴 뿐이다. 그 소리에 맞춰 조용히 메트로놈이 똑딱거리고 있다. 무엇을 광고하는 것이었을까?

모델로 나온 여자아이에게는 특징이랄 것이 있긴 있었다. 한 학교에 한 명이나 있을까 말까 할 정도로 키가 크고 마른 체형이었다. 그리고 그런 체형의 여자아이라면 절대로 입지 않을 것으로 보이는 긴 치마에 긴 카디건, 길게 늘어뜨린 생머리 등, 키 크고 마른 체형을 더욱 강조하는 차림새를 하고 있었다. 거기에다 귀에 거슬리는 메트로놈의 단조로운 울림이 어떤 기억을 불러일으켰다. 한때 드라마나 만화 같은 데 자주 나왔던 최면술 거는 장면과 거기에 등장했던 소도구, 즉 오른쪽과 왼쪽을 천천히 오가며 졸음을 유도하는 시계추 같은 리듬이었다.

틀림없이 그것이었을 것이다. 크고 마른 몸을 갖고 싶다고 유도하는 시각 이미지를 시청자의 잠재의식 속에 주입하려는 최면술 말이다. 이렇게 생각하는 데는 그만한 이유가 있다. 그 기묘한 영상이 광고하던 것이 바로 '칼로리메이트'였기 때문이다.

이와 같이 우리가 늘 접하는 매체에는 '최면술'이 흘러넘치고 있다.

매체가 그런 짓을 하는 데에도 역시 이유가 있다. '필요하지 않더라도 필요하다는 생각을 주입함'으로써 매상을 올리려는 의도가 모든 업종과 업계를 움직이고 있기 때문이다. 다이어트 업계도 마찬가지다. 다이어트를 할 필요가 없는 사람한테까지 과잉 장려함으로써 성장해 온 것이다.

그러므로 지금 우리가 가슴에 품고 있는 생각과 욕망의 알맹이를 다시 한 번 점검해볼 필요가 있다. 그것이 정말로 거짓 없는 나 자신의 진심에서 나온 것인지, 혹시 밖에서 주입당한 메시지는 아닌지를 말이다. 특히 언론매체에서 흘러나오는 정보는 경계하는 마음을 놓지 말아야 한다. 그 내용을 그대로 받아들이지 말고, 좋은지 싫은지 또는 유쾌한지 불쾌한지 솔직한 감수성의 심사를 거쳐서 판단하는 습관을 들이도록 하자. 이것은 또한 자기 자신을 신뢰하는 연습이기도 하다.

다음 장부터는 자신의 감수성과 좀 더 사이좋게 지낼 수 있는 다양한 비법에 관해서 이야기해보기로 하자.

chapter
• 04

당신의 몸은
답을 알고 있다

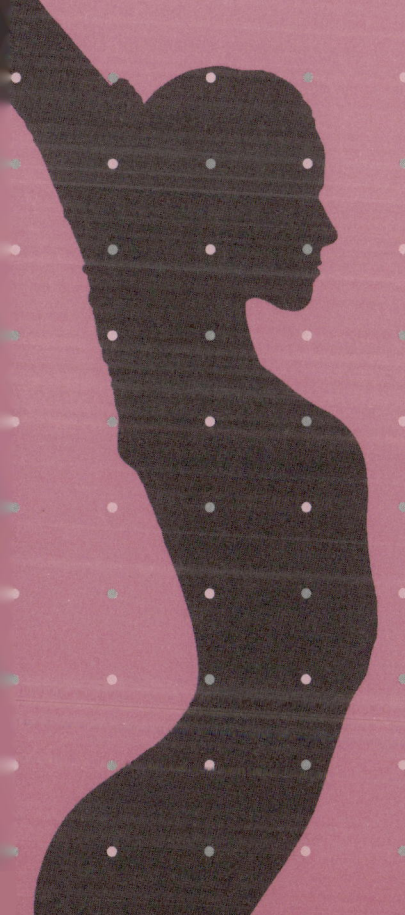

먹어도 살이 안 찌는 체질로
바꿀 수 있다

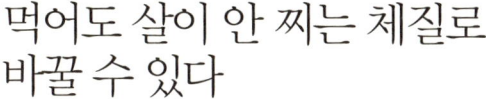

본래 마른 체형을 타고난 사람에는 두 부류가 있다. 처음부터 '먹는 것'에 별로 관심이 없고 밥을 먹을 때도 먹는 건지 마는 건지 깨작거리는 사람이다. 반면에 식욕도 넘치고 먹기도 잘 먹지만, 음식이 다 어디로 가는지 살이 찌고 싶어도 찌지 않는 사람이 있다. 두 번째가 바로 다이어트를 하는 모든 사람들이 동경해 마지않는 '먹어도 살 안 찌는 체질'을 가진 사람이라 하겠다.

먹어도 살 안 찌는 원인으로 꼽히는 것이 갈색지방세포이다. 이 세포는 목 근육, 겨드랑이 아래, 견갑골 주변 등 특정 부위에만 존재하며, 그 양도 성인의 경우 약 40g 정도로 얼마 되지 않는다. 반면 우리 몸 곳곳에는 소위 지방의 저장고로 알려진 백색지방세포가 퍼져 있다. 바로 갈색지방세포가 체온을 상승시켜서 백색지방세포에 들어 있는 지방을 사용하게끔 작용한다.

제2장에서 이야기한 '열 생산' 이 바로 이런 작용의 결과다. 이와 같이 사람은 식사를 하자마자 곧바로 에너지를 발산한다. '먹어도 살 안 찌는 체질' 인 사람은 보통 사람보다 그 정도가 강하고 그 자리에서 소비하는 에너지의 양이 많기 때문에 체지방이 잘 쌓이지 않는 것이다. 갈색지방세포의 기능이 작동하는 정도는 처음부터 타고나는 것이라서 어떻게 해볼 도리가 없는 것으로 결론이 났다.

내가 끈질기게 다이어트를 계속하고 있던 시절, 그렇게나 열심히 했는데도 내 살은 꿈쩍도 하지 않았다. 그뿐인가. 오히려 야금야금 체중이 늘어나기까지 해서 '굶어도 살찌는 체질' 인가 보다고 자학까지 하고 있었다(사실은 뚱보라고 할 정도까지는 아니고 표준 체중의 범위에 들어가 있었지만). 그런데 이게 웬일인가! 다이어트를 포기하고 자유롭게 먹기 시작했더니 거꾸로 군살이 사라지기 시작했다. 나는 여기서 흔히 '체질' 이라고 부르는 것이 반드시 고정되어 있는 것이 아니라 몸 상태의 변화에 따라서 크게 달라질 수 있다는 것을 깨달았다.

그 후로 나는 먹어도 살 안 찌는 체질에 가까워졌다고 할 수 있다. 다른 사람들도 매일매일 어떤 방식으로 생활하느냐에 따라서 틀림없이 그렇게 될 수 있을 거라는 생각이 든다.

먹어도 살 안 찌는 체질이란, 왕성한 식욕을 자랑해도 군살이 붙지 않고 날씬한 몸을 유지하는 체질이다. 달리 말하면, 몸과 마음의 에너지 회로가 활발하게 돌아가고 있어서 막힘이 없는 상태가 되는 것이라고 할 수 있으리라.

어떻게 해야 그런 상태가 될 수 있을까? 기본은 바로 그 순간 몸이 원하는 것을 주는 것이다. 그 내용은 사람마다 각각 다르며, 같은 사람이라도 때에 따라서 달라진다. 그러므로 몸이 보내는 신호를 잘 받아들이려면 자기 자신을 속이지 말고 자기 자신의 욕구를 똑바로 바라보는 정직함이 필요하다.

음식을 대하는 방식과 운동을 포함한 몸의 활동 전반에 대해서, 정직함을 받아들이는 데 도움이 될 만한 구체적인 방법과 핵심 요인을 소개하기로 하겠다.

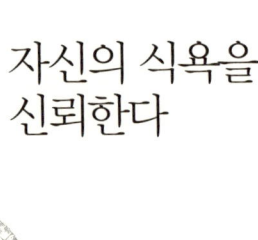

자신의 식욕을
신뢰한다

먹고 싶을 때 먹고, 먹고 싶지 않을 때는 먹지 않는다

식욕을 신뢰한다는 말은 곧 식욕을 따르면 된다는 말이다. 더 간단히 말하면, 먹고 싶을 때는 먹고, 먹고 싶지 않을 때는 먹지 않으면 된다는 것이다. 그건 당연한 거 아니냐고? 뜻밖에도 그렇게 하고 있다고 딱 잘라 말할 수 있는 사람은 별로 많지 않다.

예들 들어 전에 없이 식욕이 강해진다 싶으면 대개 "이렇게 먹으면 살찌지." 하면서 덜어내려 노력하고 식욕을 억제하려 애쓴다. 반대로 몸은 그다지 원하지 않는데도 "밥 먹을 시간이 됐으니까.", "다들 먹으니까.", "남기면 아까우니까.", "입이 심심하니까." 등의 이유를 대며 먹는다. 별로 먹고 싶지도 않으면서 몸에 좋다니까 의무감으로 먹는 경우도 있다. 바로 이런 태도가 몸 상태를 알려주는 바로미터로 자신의 식욕을 이용하지 않는다는 것을 의미한다.

이에 대해서 우리가 모범으로 삼을 만한 대상이 바로 먹어도 살 안 찌는 사람과 어린아이라고 나는 생각한다.

먹어도 살 안 찌는 사람을 보면, 갈색지방세포 운운하는 유전적 요소뿐만 아니라 음식물을 대하는 태도를 포함해서 전반적으로 순환이 잘 되고 있다는 느낌을 받는다. 이런 사람을 잘 관찰해보면, 어떤 때는 아무거나 덥석덥석 먹고 싶은 대로 잘 먹어 다이어트 하는 사람들의 부러움을 사지만, 또 식욕이 없을 때는 아무렇지도 않게 끼니를 건너뛰어 주변 사람들이 깜짝 놀라기도 한다. 한마디로 말하자면 식욕에 충실하다고 할 수 있다.

어린아이가 음식을 먹는 방식 역시 이와 똑같다고 할 수 있다. 젖먹이들을 봐도 육아 서적에 쓰여 있는 규정대로 먹지 않는 경우가 왕왕 있다. 이대로 먹다가는 비만아가 되는 것이 아닌가 싶을 정도로 먹어대는 시기가 있는가 하면, 너무나 안 먹어서 이러다가 성장이 멈출까 봐 안달복달하게 되는 시기도 있다. 그러나 아이들은 긴 안목으로 볼 때 균형을 잘 유지해 나간다.

또 언론매체에서 쏟아지는 정보의 영향에서 자유로우므로, 아이들은 모두 본능 그대로 자기의 인체 리듬을 따른다.

그러면 이제 먹는 '양'에 대해서 이야기해보기로 하자. 우선 어느 정도를 먹으면 되는 것일까? 그 답은 '만족할 때까지'이다.

음식에 마음 깊이 만족하고 감사하는 마음이 클수록, 틀림없이 에너지 대사에 필요한 호르몬의 작용에도 영향을 미칠 것이다. 그럴 때는 나중에 군살이 생길 거라는 느낌도 들지 않을 것이다.

이때 "살찔 것 같아서 걱정이네." 또는 "실은 별로 먹고 싶지 않은데." 하면서 먹는 데 부정적인 생각을 갖거나 적의를 품으면, 당연히 만족감을 얻기가 어려울 것이다. 그러므로 음식에 대해서는 그런 엉거주춤한 태도가 아니라 적극적으로 마주하는 마음의 자세가 중요하다. 그래야 "이제 됐다." 하는 지점을 민감하게 깨달을 수 있기 때문이다.

먹을 때와 그만 먹을 때에 대해서 덧붙이고 싶은 이야기가 있다.

과식을 하지 않도록 경계하는 말에 '위장의 8부' 라는 말이 있다. 이것은 다이어트 붐 훨씬 이전부터 전해져 온 '옛날 사람들의 지혜' 로, 날씬해지기 위해서가 아니라 건강하게 사는 데 필요한 내용을 담고 있었다.

뭐든지 꽉 찰 때까지 욕심을 부리지 말고 적당히 하는 것이 건강을 유지하는 데에 좋다는 것이다. 그뿐만이 아니다. 사실 음식물이 위에 들어온 다음에 만복중추가 배부르다는 신호를 보낼 때까지는 15분 이상의 시간 차이가 난다. 그러므로 위가 80% 정도 찼을 때 그만 먹으면, 결과적으로 딱 알맞게 먹은 상태가 되는 것이다.

그런데 오랫동안 다이어트를 해온 나는 '위장의 8부' 라는 말에 어쩐지 반발심이 느껴진다. 지금은 다이어트 하는 사람들을 타박하는 말로 흔히 쓰이고 있지만, 이 말에는 사실 "아직 더 먹을 수 있지만 살찌지 않으려면 참아야 한다."는 금욕적인 분위기가 담겨 있다.

그래서 나는 이 말을 일부러 쓰지 않는다. '위장의 8부' 보다 한

입 더 먹는다고 어떻게 되는 것은 아니지 않는가? 물론 배불리 먹고 기분 좋은 것은 좋지만, 어느 선 이상으로 많이 먹어 숨쉬기가 힘들다거나 움직이지 못하겠다거나 하는 사태만큼은 피해야 할 것이다. 그러므로 배불리 먹고 기분 좋은 상태로 끝내려면 '딱 좋을 때' 숟가락을 놓도록 하자. 이것이 비결이다.

다음은 언제 먹어야 하는가 하는 타이밍의 문제를 이야기해보자.
다이어트계의 상식에 따르면, 아침과 점심은 충분히 먹고 저녁은 가볍게 먹어야 한다고 한다. 왜냐하면 낮에는 교감신경의 활동이 우위인 상태이기 때문에 에너지가 많이 소비되어서 먹어도 괜찮으나, 밤에는 부교감신경이 우위인 상태, 즉 휴식 상태가 되어 먹은 음식이 그대로 지방으로 바뀌기 때문이라고 한다. 특히 잠자기 전 2시간 동안은 아무것도 먹지 말아야 한다고 한다.

과연 정말 그럴까? 내가 살이 빠졌을 때, 나는 그때마다 이에 역행하는 식생활을 하고 있었다. 전철을 타고 출퇴근을 하던 당시의 하루 일과를 시간의 흐름에 따라 설명해보겠다.

우선 아침을 충분히 먹으라고 하는데, 나는 일어나자마자 바로 많이 먹을 수가 없다. 위장이 별로 튼튼하지가 못해서 배가 정상 가동될 때까지 시간이 좀 걸리기 때문이다. 그래서 일단 아침은 출근한 다음 배가 너무 고파서 일을 못할 지경이 되지 않을 정도만 먹었다. 예를 들면 갖가지 재료가 듬뿍 들어간 국이나 수프, 소화가 잘 되게 만든 반숙 스크램블 에그를 먹기도 했으며, 밥이 먹고 싶을 때는 간단한 밑반찬과 함께 밥 한 공기를 먹을 때도 있었다. 아침을 먹을 시간이 없을 때는 회사에 도착해서 근무 시간 전에 칼로리메이트로 때우기도 했다. 그러니까 특별히 정해진 것 없이 상황에 따라 배에 부담이 가지 않는 정도로 가볍게 먹고 일과를 시작하는 식이었다고 하겠다.

이렇게 아침을 가볍게 먹으면 오전 내내 몸을 가뿐하게 움직일 수 있다는 것을 알게 되었다. 먹은 음식을 소화하는 데 그다지 에너지를 쓰지 않는 한편, 몸 구석구석에서 활동에 필요한 에너지가 조금씩 흘러나와 에너지 발산 모드를 취하는 것 같았다. 그렇게 에너지 안배가 잘 이루어진 결과, 점심식사 시간이 되면 기분 좋은 배고픔이 찾아왔다. 시장이 반찬이라는 말이 있듯이 아주 맛있게 점심식사를 할 수 있었다. 맛있게 먹는 건 정말 즐거운 일이다.

무엇을 먹을지 선택하는 기준은 그때그때의 몸 상태를 따랐다. 식욕이 솟을 때는 그야말로 기름지고 열량이 높은 쇠고기 카레라이스나 튀김덮밥, 장어덮밥 같은 것을 쓱싹 먹어치우기도 했다. 한때는 만족감이 크고 맛도 있는 자연건강식에 빠져서 전문 음식점만 드나든 적도 있었다.

외근이 많은 영업직 일을 할 때는 양 많고 기름진 음식을 찾는 날이 비교적 많았으나, 주로 책상에 앉아 업무를 보던 무렵에는 자연건강식을 많이 먹었다. 너무 무겁게 많이 먹으면 오후 업무를 보는 데 지장이 생길 수도 있으니까 말이다. 어떤 경우든지 휴식 시간에 먹는 간식은 적극적으로 챙겼다.

업무를 마친 후 하루를 마무리하는 저녁식사 때는 성에 찰 때까지 마음껏 먹었다. 밤에 먹는 음식은 다 살로 간다는 말도 전혀 무서워하지 않았다. 하루를 마치면서 충분히 영양을 공급해주고 그날의 피로를 풀어줌으로써 오히려 잠자는 동안에 신진대사가 활발해졌는지도 모른다.

다이어트계의 원칙과는 정반대이지만, 아침은 가볍게 먹고 오후에는 간식을 하고 밤에 마음껏 먹어도 전혀 상관이 없었다. 그렇다고 해서 날씬해지려면 아침을 굶어야 한다는 식으로 해석해서는 안 된다. 그 식사 방식은 당시의 내 생활방식에 맞춰 만들어진 리듬이었기 때문이다. 만약 아침에 일찍 일어나 아침부터 육체노동을 하고 저녁에 일찍 잠자리에 드는 생활을 하는 경우라면 이야기가 달라질 것이다. 거꾸로 아침을 충분히 많이 먹고 저녁을 가볍게 먹는 방식이 적절할 수도 있는 것이다.

결론은, 어떻게 하면 내 몸이 가볍게 잘 움직일 수 있을까 하는 것을 기준으로 선택하면 된다는 것이다. 그것이 무엇이든, 결국 음식이란 몸을 가볍게 움직이게 해주는 '에너지원'이니까 말이다. 지극히 당연한 진실을 바탕으로 음식을 보게 되면, 그동안 멀리했던 음식과의 관계도 점차 개선될 것이다.

앞에서 설명한 식사 방식은 직장 생활을 하는 경우에 특히 잘 어울릴 것이라고 생각된다. 왜냐하면 일, 식사, 휴식 시간 등이 거의 정해져 있기 때문에, 그 흐름에 맞춰 비교적 쉽게 '에너지 발산형 리듬'을 만들 수 있기 때문이다.

그러나 전업주부나 자영업을 하는 경우라면 이야기가 달라진다. 집에서 지내는 시간이 많고 언제든지 식사나 휴식을 취할 수 있는 환경에 있는 사람은 과식을 하거나 '에너지가 남아도는 상황'에 처할 위험이 항상 코앞에 놓여 있기 때문이다.

이런 경우에는 언제 먹는 것이 좋으냐는 물음에 '배가 고프다는 것을 몸이 느꼈을 때'라고 답해야 한다. '몸'이 느끼는 것이 중요하다. 우리가 무엇인가를 먹고 싶다고 느꼈을 때, 그것을 원한 것이 몸이 아니라 마음인 경우가 있기 때문이다. 그러나 마음이 진짜로 원하고 있는 것은 음식이 아닌 다른 영양소이기 때문에 일일이 거기에 맞춰주다 보면 과식으로 이어진다(자세한 것은 제5장에서 설명할 것이다).

여기서 추천하고 싶은 방법이 있다. 몸한테 물어보는 습관을 들이는 것이다. 심심하고 따분할 때 괜히 입이 허전해서 뭔가가 먹고 싶어질 때면 이렇게 물어보자.

"지금 그거 진짜로 먹고 싶어?"

몸의 한가운데, 그중에서도 특히 가슴에서 배에 이르는 부분에 대고 물어본다. 바로 그 자리에 지금 몸의 기분이 어떤지를 알려주는 의지가 자리 잡고 있다고 생각하자.

정색을 하고 물어보면 "아니, 생각해보니 안 먹고 싶어."라고 답하는 경우가 적지 않다. 그러나 "응, 먹고 싶어!" 하는 명쾌한 대답이 돌아오면, 주저하지 말고 먹고 즐기자. 그러면 된다.

그래도 먹고 싶은지 안 먹고 싶은지 잘 모르겠는 경우가 있을 수 있다. 그럴 때를 위한 비장의 방법이 있다.

먹고 싶은 음식을 입에 넣고 잘 씹어서 맛을 보는 순간을 진지하게 상상해보는 것이다. 더 나아가 잘 씹어서 맛보는 데서 그치지 말고 꿀꺽 삼켜서 뱃속으로 들어간 장면까지 상상해본다. 자, 이제 됐다. 당신은 아직도 그것이 꼭 먹고 싶다는 생각이 드는가? 이쯤 되면 아마도 "아니, 역시 안 먹어도 될 것 같아."라는 의미가 무엇인지 몸으로 알 수 있을 것이다.

주부나 자영업자는 '에너지 발산형 리듬'을 자기가 스스로 만들어야 할 책임이 있다. 이렇게 말하면 너무 엄격한 요구를 하는 것처럼 들릴지도 모르겠다. 그러나 몸과 나누는 대화를 의식하면서 나름대로 연구를 해나가다 보면 오히려 재미를 느끼게 될 것이다.

이런 경우에 아침식사를 반드시 가볍게 해야 하는 것은 아니다. 아침에 눈을 떴을 때 위장이 얼마나 깨어 있는지에 따라서, 그리고 그날 해야 할 일에 지장을 주지 않는 선에서 적절히 가감하도록 하자. 위장에 너무 부담을 주지 않아야 하지만, 그렇다고 위장은 반짝반짝 깨어 있는데 너무 적게 먹으면 나중에 허기가 지는 일이 생길 수도 있다. 자기 몸을 가볍게 움직일 수 있는 정도가 가장 좋다.

성장기나 임신 수유기에 있는 사람은 별도로 치고, 보통 정도의 노동을 하는 성인들은 대체로 아침식사를 가볍게 해야 오전 업무를 보는 데 지장이 없다고들 한다. 나 역시도 언제나 그렇게 하고 있지만, 가끔은 아침부터 위장이 배고픔을 호소하는 날도 있다. 그런 날은 물론 평소보다 푸짐하게 식사를 한다.

시간을 자유롭게 쓸 수 있는 경우에는 정해진 식사 시간에 구애받지 않는다. 배가 고프다는 느낌이 몸에 전해져 오면 그때 식사를 하는데, 그러면 만족감도 높다. 반대로 식욕이 없을 때는 위장이 쉬고 싶어 하는 것인지도 모르므로, 억지로 먹지 않는 것이 좋다. 먹고 싶지 않을 때 먹지 않는 것은 몸 상태를 조절하는 비결이기도 하다. 결론은 습관적으로 먹지 말고 그때그때 욕구를 따르는 것이 중요하다는 이야기다.

또 정말로 몸이 원하고 있다면 간식을 해도 상관이 없다. 적절히 간식을 함으로써 만족감을 느낄 수 있는 기회를 늘리는 것도 좋다. 밤 9시 이후의 야식은 다이어트를 하는 모든 사람들에게 공포의 대명사다. 그러나 야식도 지금 꼭 먹고 싶다고 느낀다면 괜히 오기를 부리며 버틸 필요가 없다. 그러나 "지금 이것을 먹으면 배가 꽉 찰 텐데. 그건 싫은데." 하는 생각이 든다면 포기하면 된다. 그 대신 시원한 물이나 가벼운 차 종류, 코코아나 우유 등 상황에 맞는 음료를 마시는 것도 좋으리라. 먹는 것뿐 아니라 무엇이든 만족감을 느낄 기회가 많을수록 우리 몸은 에너지를 쌓아놓지 않고 발산하는 성질이 있으니까 말이다.

사람과 때에 따라 필요한 영양소가 달라진다

이번에는 음식의 '질'에 관한 이야기를 해보자. 무엇을 먹으면 좋을까 하는 문제다.

우선 가장 먼저 생각해야 할 것이 사람에 따라 필요한 영양소가 다를 수도 있다는 것이다.

우리는 학교에서 수업 시간에 '이것 ○g에 저것 ○g, 해서 총 ○kcal'라는 이론을 배워 왔다. 이런 지식은 수많은 사람들에게 똑같은 메뉴를 제공해야 할 때 최대공약수처럼 적용할 수 있을 것이고, 이로써 모두에게 영양소를 골고루 공급할 수 있으므로 매우 편리한 게 사실이다.

물론 사람의 몸은 인종을 뛰어넘어 모두 똑같다고 말할 수 있는 측면이 있다. 그러나 매일 먹는 음식을 놓고 생각할 때, 모든 사람들에게 똑같은 종류의 영양소가 필요하다고 볼 수는 없지 않을까? 내가 이런 생각을 하게 된 것은 대학교 때 알게 된 두 친구 때문이다. 이들은 둘 다 편식이 몹시 심한 편이었다.

한쪽은 단것을 매우 좋아하는 남학생이었는데, 밥 대신에 파르페나 비스킷 같은 과자 종류로 끼니를 때우는 습관이 있었다. 그래서 몸에 어디 이상이 있었느냐 하면 전혀 그렇지 않았다. 중간쯤 되는 키에 체구도 적당했고, 멋있게 균형이 잘 잡힌 체형을 지니고 있었다. 또 '우리 몸을 구성하는 재료'라고 철저히 교육받아 온 단백질의 대표 식품인 육류와 생선을 싫어하는 여학생이 있었다. 어렸을 때부터 육류와 생선을 거의 먹지 않았다는데, 이 아이도 역시 늘씬하고 키가 크며 튼튼하게 잘 컸다.

이 두 사람은 극단적인 예일 수도 있겠다. 그러나 정도의 차이는 있겠지만 사람은 누구나 '어쩐지 먹고 싶은 음식'을 갖고 있다. 어쩐지 먹고 싶다는 것이 실은 쉽게 무시할 수 없는 것인지도 모른다. 당신의 몸이 보내는 고유의 신호일 가능성이 있기 때문이다.

한창 성장하는 10대 중반에 엉뚱하게 특정 음식이 갑자기 먹고 싶은 충동이 솟아난 적이 혹시 없었는가? 물론 텔레비전 광고를 통해 들어온 외부 정보가 작용해서 먹고 싶어진 경우는 빼고 말이다. 중요한 것은 아무런 외부 자극 없이 무턱대고 아무 이유도 없이 몸 안에서 솟아오른 느낌이다.

나는 지금 성장기도 아니고 임신 중도 아니다. 그러나 왠지 어떤 특정 음식이 먹고 싶은 때가 있다. 왜 그 음식이 먹고 싶어지는 것일까? 그 당시에는 설명할 수도 없고 이유도 모른다. 그러나 시간이 지난 다음에 우연히 그 전모가 해명되는 때가 많다.

우리는 얄팍한 지식을 근거로 다이어트와 건강을 위한다며 먹으면 안 되는 음식을 처음부터 정해 버리곤 한다. 그러나 정말로 우리 몸을 위해서라면 그렇게 하지 말아야 하는 것이 아닌가 싶다. 왜냐하면 각 식품에 들어 있는 모든 영양 성분이 전부 밝혀진 것이 아니기 때문이다. 우리는 식품을 대충 분류해서 이해하고 있다. 이것은 단백질 식품이고 저것은 탄수화물 식품이며 이건 지방이고 저건 비타민 A가 들어 있다는 식으로 말이다. 그러나 한 가지 영양소만 가지고 제조한 영양제나 건강보조식품과 달리, 자연의 식품에는 기타 성분으로 묶을 수 있는 미발견 미량 영양소가 여러 가지 포함되어 있다. 때에 따라서 우리 몸이 그 여러 가지 가운데 어느 한 가지를 특별히 원하는 경우가 있을 수 있다는 이야기다. 물론 어떤 특정 식품을 먹고 싶은 생각이 자연스럽게 사라져서 결과적으로 안 먹게 되는 경우도 있을 테고 말이다.

앞에서 이야기한 과자 좋아하는 남학생의 경우도 이렇게 추측할 수 있다. 단것을 많이 먹으면 당분 과잉 섭취로 살찌기가 쉽다는 것이 일반 상식이다. 그러나 다른 시각에서 보자면, 과자류에 들어 있는 다른 영양소가 필요했을 수도 있고 아니면 그 남학생의 장내세균은 그런 영양소를 소화하는 것이 더 쉬웠을 수도 있다. 또 육류와 생선을 먹지 않는 여학생의 경우도 마찬가지다. 그 여학생의 몸은 육류와 생선 속에 들어 있는 성분이 필요하지 않았기 때문에 받아들이지 않았고, 몸을 만드는 데 필요한 단백질이나 비타민, 미네랄은 다른 식품을 통해서 충분히 흡수할 수 있었을 것이다.

이처럼 사람에 따라 필요한 영양소가 다르다는 점은 오히려 옛날 사람들이 잘 깨닫고 있었다는 생각이 든다. 예를 들자면 서양의 점성술 체계에 그런 내용을 암시하는 정보가 들어 있다. 점성술은 우습게 볼 것이 아니다. 고대부터 중세에 이르기까지 정밀한 천문학과 동일한 자연과학의 한 분야였기 때문이다.

그중에는 열두 개 별자리에 따라서 필요한 미네랄과 불필요한 미네랄의 대응표가 있는데, 어느 별자리에는 필요한 미네랄이 이웃 별자리에는 불필요하다고 되어 있다. 물론 하늘의 별이나 별자리를 열두 개로 나누고 그 이미지를 끌어다가 맞춘 것이므로, 진짜로 살아 있는 사람에게 그대로 적용할 수는 없다. 아무튼 근대 이전에는 사람에 따라 각자 영양을 섭취하는 방식에 개성이 있다는 사고방식이 통용되고 있었을지도 모른다.

　최근에는 온갖 미네랄을 골고루 섭취해야 하며 그렇지 않으면 결핍증이 나타난다는 주장이 정석처럼 받아들여지고 있다. 그에 따라 하루 필요량에 맞춰 영양보조제를 먹는 것이 유행하고 있다. 그렇게까지 해서 모든 사람이 똑같이 모든 것을 먹어야 할 필요는 없을지도 모른다는 생각이 든다.

　또 같은 사람이라도 때에 따라서 필요한 영양소가 달라진다. 그래서 평소 먹고 싶지 않았던 것이 먹고 싶어지는 시기가 있는 것이다. 대표적인 예로 다음과 같은 경우를 들 수 있다.

　1. 몸이 현저하게 성장하고 있을 때
　2. 임신했을 때
　3. 병을 앓다가 회복하려고 할 때

　첫 번째와 두 번째에 관해서는 지금까지 여러 번 다루었으므로 여기서는 세 번째에 관해 설명해보고자 한다.

　예를 들면 위장을 앓고 있는 사람이 지금까지 위에 부담이 되지 않는 환자식을 잘 먹고 있었는데, 갑자기 소화가 안 될 것 같은 음식을 먹고 싶어 하는 경우가 있다. 이럴 때는 보통 병이 다 나을 때까지는 안 되니까 조금만 더 참으라고 달랜다. 그런데 나는 어쩌면 지금 그 사람에게 필요한 영양소가 바로 그 음식에 들어 있을지도 모른다는 생각이 든다. 물론 병의 상태가 사람마다 다 다를 테니 일괄적으로 말할 수는 없겠지만, 그 음식을 먹음으로써 오히려 회복이 탄력을 받는 경우도 있지 않을까? 반대로 그것을 먹고 소화불량을 일으켜 결국 설사를 하게 됐다 하더라도, 그때까지 몸에 고여 있던 독소를 배출하려는 강력한 전략일 수 있다고 생각한다.

몸에 관한 것은 몸의 의지에 맡기면 문제가 없다. 이것이 내가 오랫동안 몸으로 느껴 온 바이다.

우리 몸은 기본적으로 지혜롭게 만들어져 있다. 그러므로 각자 자기 안에서 솟아나는 자기만의 기호에 자신감을 가져도 좋다고 생각한다.

그런데 여기서 주의해야 할 예외가 있다. 좋아하는 음식이 햄버거나 프라이드치킨, 포테이토칩처럼 아이들이 좋아하는 종류라면 이야기가 달라진다. 이런 경우에는 별 생각 없이 지금까지 유지해 온 식습관 때문에 자신의 몸이 정말로 기뻐하는 식품이 무엇인지 모르고 있을 가능성이 높다.

이런 사람에게는 지금까지 늘 먹어 온 음식 외에 다른 음식이나 조리법을 적극적으로 받아들여 보는 재활치료(기능 회복) 기간이 필요하다. 사실은 내가 다이어트를 포기하고 식욕을 해방시켜 그때까지 금기시했던 음식을 열심히 먹으면서 살이 빠진 시기가 바로 재활치료 기간에 해당한 것이다.

너무 많이 먹어서 살이 찐 사람이든 나처럼 너무 안 먹어서 살이 찐 사람이든, 자연 상태의 식욕을 되살리는 재활치료가 중요하다. 그러면 도대체 어떻게 먹으면 재활치료가 될까? 그 요령과 비법에 대해 이야기해보기로 하자.

몸이 좋아하는 먹을거리를 알아내는 방법

다이어트를 하던 시절에 나는 밥이나 면 종류를 먹을 때 늘 1인분보다 약간 적게 먹거나 아예 안 먹으며 지냈다. 그런데 1인분을 남기지 않고 다 먹는 사람으로 변하게 된 것은 음식이 갑자기 맛있게 느껴지는 미각의 변화가 일어났기 때문이다.

미각의 변화를 가져온 것은 야채로 만든 다양한 반찬이었다. 반찬이 왜 맛이 있을까? 우선 그 재료를 슬쩍 훑어보기로 하자.

① 야채

② 해조류(미역, 미역줄기, 톳 등)

③ 버섯 종류, 나물, 곤약 등 씹는 맛이 있고 식이섬유가 풍부한 것

④ 두부, 비지, 된장 같은 식물성 단백질

⑤ 향이 나는 채소나 양념 종류(마늘, 생강, 깻잎, 고추냉이, 겨자, 고추, 양식의 경우라면 허브나 안초비 등)

이런 것을 적절히 조합해 조리거나 무쳐서 만든 반찬은 몇 가지 특징이 있다.

첫 번째는 사람의 손이 많이 가는 음식이라는 것이다. 예를 들어 생선구이 정식을 먹는다고 해보자. 이때 생선은 깨끗이 다듬어서 소금을 뿌리거나 그냥 불 위에 얹어 굽는 것이 다. 그러나 반찬은 나물이든 볶음이든 하나같이 손이 많이 간다.

두 번째는 그 안에 포함되어 있는 미네랄의 가짓수가 많다는 것이다. 본래 처음부터 미네랄이 풍부한 식품을 여러 가지 섞어서 만

들었기 때문이다. 따라서 그만큼 우리의 감각기관이나 세포에 주어지는 자극의 종류와 정보의 양이 많아지고, 그렇기 때문에 우리가 느끼는 만족감의 크기도 커진다.

물론 내가 반찬만 먹은 것은 아니다. 시간도 넉넉하고 식욕도 왕성할 때 또는 긴장을 풀고 즐겁게 즐길 수 있는 저녁시간에는 튀김 요리나 돈가스, 비프커틀릿, 버터크림 소스 계열의 양식, 기름진 중화요리 등 소위 고지방 음식도 종종 먹었다. 나로서는 그때까지 거부해 왔던 음식을 몸으로 받아들이고 그 만족감을 역시 몸으로 느끼는 데 필요한 과정이었다고 생각한다. 일단 받아들여야만 비로소 그것이 필요한지 불필요한지를 몸으로 판단할 수 있으니까 말이다.

그러므로 나와는 반대로 일찍이 이런 고지방 요리를 많이 먹어서 뚱뚱해진 사람이 있다면, 의식적으로 야채 요리를 선택해보는 것이 좋다. 연구 결과에 따르면 지방도 흰설탕과 마찬가지로 뇌내마약을 발생시키는 중독성이 있다고 하니, 어느 정도는 노력이 필요할지도 모르겠다. 그렇다고 한 입도 먹으면 안 된다는 제한을 둘 것까지는 없다. 어디까지나 다른 음식의 맛에 눈을 뜸으로써 지금까지 먹던 것을 점점 원하지 않게 되는 것이 바람직하고 자연스러운 일이니 말이다.

내 식사관이 바뀌게 된 또 하나의 계기를 이야기해 볼까 한다. 주식인 밥이 맛있다는 것을 깨닫게 되었다는 것이다. 정리하자면, 우리 몸은 곡물(쌀, 보리, 잡곡 등 주식이 되는 탄수화물 식품) + 미네랄이 풍부한 식품을 함께 먹을 때 만족감을 느끼도록 만들어져 있다는 느낌이 든다.

그런 반면에 밥을 늘 적당량 이상으로 많이 먹는 사람도 있다. 이런 경우에는 밥에 다른 것을 섞는다든지 해서 주식 자체의 만족감을 높이는 방법도 연구해보자.

그럼 여기서 이 세상 다이어트 법칙의 역설을 한 가지 소개하겠다. 흔히 외식을 하면 살찐다거나 술 마시는 기회가 잦으면 살찐다는 말을 많이 한다. 언제부터인가 다이어트를 하는 중인데 술자리에 오라는 말을 들으면 어떻게 거절해야 하느냐가 사람들의 큰 고민거리가 되었다. 내 경우에는 술 마실 기회나 외식할 일이 많을 때 살이 빠지는 묘한 법칙이 있다.

왜냐하면 음식점 냉장고에는 우리 집 냉장고보다 훨씬 많은 식재료가 풍부하게 갖춰져 있기 때문이다. 집에서 만들어 먹는 음식의 경우 지갑이 얄팍해서 구입할 수 있는 식재료의 종류에도 제한이 있거니와 시간상으로도 제약이 많아 손이 많이 가는 음식은 자주 해먹기가 어려운 게 사실이다. 그러므로 음식점에 가면 평소보다 감각적으로 훨씬 만족스러운 식사를 할 수가 있다.

외식을 많이 하면 살찐다는 말은 아마도 카레라이스나 미트소스 스파게티, 돈가스처럼 영양이 불균형한 일품요리라는 이미지가 강하기 때문일 것이다. 또 양식이나 중화요리의 경우에 요리사들이 일반 가정에서 먹는 음식보다 기름이나 설탕을 많이 사용하기 때문에 그런 말이 나왔을 수도 있다. 그런 데서 시선을 돌려 야채 반찬이 풍부한 백반정식 같은 것을 찾는다면 상황이 달라진다. 선택을 어떻게 하느냐에 따라서 살찔 걱정을 안 할 수도 있다는 말이다.

또 나한테는 술 마시러 가는 것도 반가운 일이다. 왜냐하면 술집에는 바람직한 야채 반찬의 모범이라 할 기본 안주를 비롯해, 이런저런 야채 메뉴가 보물창고처럼 가득하기 때문이다. 어렸을 때부터 신 것을 좋아했기 때문에 식초가 들어간 안주가 나오는 것도 좋고, 다양한 샐러드에 다이어트 하던 시절에 금기시했던 드레싱을 듬뿍 뿌려서 먹는 것도 좋아한다. 생선 종류도 회보다는 다양한 양념과 재료를 함께 넣어 만든 요리가 더 맛이 있다. 튀김 종류나 그라탱같이 기름기 많은 요리도 위장이 허락하는 한 맛나게 먹는다. 이렇게 많이 즐기면서 에너지가 발산되는 방향으로 흘러가고 있어서 살이 빠지는 것인지도 모르겠다.

몸이 좋아하는 음식을 알아차리는 데 민감해진 내가 하루하루 식생활에서 몸이 보내는 신호를 받아들이는 방식은 다음과 같다.

예를 들어 케이크나 과자같이 단 음식을 계속 먹으면 머리가 약간 어지러운 듯 느껴지는데, 이럴 때 날미역 무침이나 사각사각거리는 무생채가 먹고 싶어진다. 아니면 싱싱한 양상추 같은 것을 와삭와삭 씹어서 그 속에 들어 있는 수분을 들이마시고 싶을 때도 있다.

아닌 게 아니라 해조류나 양상추에는 장 속의 불필요한 잔류물을 배출시켜 주는 식이섬유가 들어 있다. 그러므로 필요 이상으로 섭취한 설탕 때문에 발생한 독성 찌꺼기를 청소해줄 수가 있는 것이 아닐까? 또 무에는 당분의 소화효소인 디아스타제 같은 성분이 들어 있어서 소화가 잘 되도록 도와줄 것이다. 사실 이렇게 해석할 수 있다는 것도 나중에 알게 되었다. 그때는 아무런 이유가 없었다. 다만 우리 몸에 갖추어져 있는 자연 그대로의 균형 유지 능력을 그대로 따랐을 뿐이었다.

마찬가지로 국수나 토스트 같은 탄수화물 식사를 연달아 두 끼 정도 하면 가슴이 좀 답답하고 숨쉬기 거북한 느낌이 드는데, 이때는 당근을 채 썰어 볶은 것이나 시금치나물 등 카로틴이 풍부한 음식이 먹고 싶어지기도 한다.

이와 같이 어떤 문제를 해결하려고 보내는 신호 이외에도, 식사 준비를 하기 전에 요망 사항이 강렬하게 등장할 때도 있다. 그냥 짭짤한 것이 먹고 싶다거나 쌉쌀하거나 새콤한 것이 먹고 싶다거나 단백질 종류를 먹고 싶다거나 하는 막연한 느낌에서부터, 어떤 재료로 어떻게 조리한 요리가 먹고 싶다는 구체적인 메뉴에 이르기까지, 몸이 보내는 신호는 그때그때 몸 상태에 따라 매우 다양하다. 그것은 틀림없이 원하는 식품 속에 들어 있는 어떤 미량 물질을 보충해서 몸 상태를 조절하고자 하는 욕구일 것이다.

아무 이유도 없이 몸이 원하는 느낌이라는 것은 내장이 꿀꺽꿀꺽 받아먹어 흡수할 것 같은 느낌으로 나타난다.

몸이 들려주는 소리를 듣는 비결은 무조건 몸이 기분 좋아하는 것을 추구하는 것이다. 그렇게 함으로써 기분이 좋아지는지 불쾌해지는지를 구별해 가는 것이다.

예를 들면, 흔히 피곤할 때는 단것을 먹는 것이 좋다고 단정적으로 생각하는 사람이 많은데, 때로는 단것 대신에 신 음식을 먹어보기 바란다. 피로감이 풀리고, 장운동이 활발해지기도 한다.

단것을 먹는 것도 나쁘지 않지만, 내 경우에는 공복감이 심할 때 아주 단것을 바로 먹으면 머릿속에 희미한 불쾌감이 느껴질 때가 있다. 그보다는 오히려 신 것이나 위장에 부담이 되지 않는 것을 선택해서 먹는 것이 나중에 탈이 없다는 것을 알게 됐는데, 아마도 그렇게 해야 급속한 혈당 상승이 억제되기 때문인 것 같다. 결론을 말하자면, 기분 좋은 공복감을 이왕이면 기분 좋은 만복감으로 연결하고 싶은 마음, 즉 쾌감을 추구하다 보니 그런 것을 알게 되었다는 이야기다.

이렇게 몸에서 일어나는 감각을 의식하면서 탐구하기 시작하면 꽤 재미가 있다. 여러분도 꼭 자신의 몸이 보내는 신호를 알아차리고 실천해보기 바란다.

내 몸에 맞는
맞춤 운동

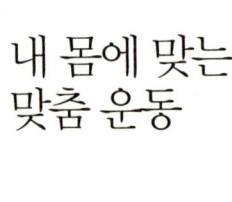

내 몸이 들려주는 소리를 잘 듣기 위한 운동

흔히들 운동을 하면 살이 빠진다는 말을 한다. 그러나 주변 사람들을 잘 살펴보면 꼭 그렇지만도 않다는 것을 알게 될 것이다.

학교 다닐 때를 생각해보면, 똑같은 운동부에서 똑같이 뛰어도 마른 아이가 있는가 하면 뚱뚱한 아이가 있었다. 그뿐만 아니라 몸매나 살집도 다 제각각이고, 체형이 3년 내내 변함없는 경우가 대부분이다. 또 조용하고 운동량도 적을 것 같은 여자아이가 호리호리한 몸매를 하고 있는 경우도 적지 않았다.

내 경우를 돌이켜봐도, 중학교 때 과격하게 뛰어다니던 농구부를 그만둔 다음에 살이 빠지기 시작했다. 사회인이 된 후에도 하루 종일 돌아다니느라 피곤한 생활에서 운동량이 '딱 알맞은 정도'로 감소했을 때 살이 빠졌다.

이러한 변화는 칼로리 계산에 따른 운동량과 상관없었다. 몸과 마음이 하나가 되어 에너지 순환이 순조롭게 이루어지면, 남아도는 에너지가 쌓이지 않고 신속하게 방출되면서 살도 찌지 않고 날씬해진다는 것을 확실히 경험했다.

이때 중요한 것이 지금 자기에게 필요한 에너지의 질과 양을 확실하게 깨닫고 딱 맞는 식품을 골라 적절한 양을 섭취하는 것이다.

그런 의미에서 필요한 것이 또 하나 있다. 운동 부족을 해소하기 위한 운동이 아니라, 자기 몸이 들려주는 소리를 잘 들을 수 있도록 나만의 맞춤 운동을 찾아내야 한다는 것이다. 필요한 것과 불필요한 것을 분별할 수 있도록 자신의 안테나 감도를 높이는 운동이 필요하다는 말이다.

그러면 맞춤 운동은 어떤 기준으로 선별해야 할까? 우선 칼로리 소비량을 늘리기 위한 것이 아니니 그런 시각은 버려주기 바란다. 맞춤 운동의 조건으로는 다음 세 가지를 들 수 있다.

① 움직이면서 깊은 복식호흡을 할 수 있는 것
② 강제로 하는 느낌 없이 에너지를 방출할 수 있는 것
③ 혼자서 집에서도 할 수 있는 것

구체적으로 예를 들자면 요가, 각종 기공법(태극권 등), 스트레칭, 릴랙스 효과가 있는 체조, 춤 등이 있다.

내 경우에는 대학교 때 시작한 요가가 그 역할을 하고 있다. 그런데 다이어트를 하고 있던 당시에 조금이라도 살이 빠지는 데 도움이 되기를 바라는 마음에서 시작했건만, 그때는 눈곱만큼도 효과가

없었다. 하긴 나한테 그보다 더 급한 것은 근본적으로 잘못되어 있는 식습관 문제를 해결하는 것이었으니 말이다. 그리고 요가 책에도 딱 잘라서 '즉시 효과가 나타나기를 기대하지 말 것, 살 빠지는 효과는 3개월이 지난 후부터'라는 말이 쓰여 있었다. 일단 거기서 나는 요가를 통해 살이 빠지기를 기대하는 마음을 버렸다. 그런데 그때까지 해오던 다른 스트레칭이나 근육운동과 달리, 요가는 마음이 편하고 동작이 나한테 맞는 것 같았다. 그래서 가끔 생각이 날 때마다 취미 삼아 혼자서 계속 해오고 있었다. 그런데 살이 빠지기 시작하자 내 마음에 편안한 것을 찾아내려는 안테나가 계속 요가를 가리켰고, 그리하여 이제는 가끔이 아니라 일과로 습관화되었다.

사람마다 맞고 안 맞는 것이 다 다를 것이다. 자기에게 딱 맞는 맞춤 운동을 찾아내는 요령은 이렇다. 그것을 직접 해봤을 때, 자기 안에 막혀 있던 것이 이완되거나 풀리면서 잘못된 부분이 바로잡히는 듯한 기분 좋은 느낌이 드는 것을 고르는 것이다. 몇 번 되풀이하는 중에 의무감 같은 느낌이 든다면 그건 아니다. 제삼자가 아무리 놀라운 효험이 있다고 강조하더라도 말이다.

이거다 싶은 것을 찾았다면, 일주일에 하루도 좋고 매일도 좋고 규칙적으로 반복하는 습관을 들여 보자. 그러면 생활에 일정한 리듬이 만들어진다.

몸 상태는 매일매일 다르게 변화한다. 반면에 우리는 매일매일 동일한 리듬을 타고 회전하고 있는 성실한 지구의 품 안에서 살아간다. 그러므로 날씬해지는 것을 포함해 인생에서 우리가 소망하는 변화를 경험하고 싶다면, 반복되는 리듬 속에 확실하게 합류해 함께 움직이는 것이 중요하다. 물론 그때그때의 요구도 중요하다. 그러나 계획 없이 무질서하게 시간을 보내면서 불규칙하게 자고 일어나 체내시계를 망쳐 놓으면 맞춤 운동은커녕 그 근처에도 가기가 어렵지 않을까?

매일 똑같은 시간에 똑같은 일을 하자고 하면, 시계추처럼 묶여서 살아가는 부자유한 인생을 떠올릴지도 모르겠다. 그게 아니라 마치 별의 운행을 따르는 것처럼 시계가 아닌 몸에서 반복되는 리듬을 따르다보면 몸의 신경 기능이 안정된다는 것이다.

그렇기 때문에 더더욱 자기만의 맞춤 운동을 찾아내야 한다. 똑같은 것을 반복해도 매일 미묘하게 달라지는 것을 발견할 수 있어서 신선하고 좋다는 생각이 드는, 서로 뜻이 잘 맞는 파트너 같은 운동을 말이다.

몸의 균형이 바로잡히면
체형도 본래 모습으로 되돌아온다

나는 지금까지 살면서 몇 번에 걸쳐 살이 빠지는 경험을 했는데, 그럴 때마다 어떤 공통점이 있었다. 다이어트를 목적으로 어떤 '방법'에 의존하고 있던 상태가 아니라 몸 상태가 똑바로 균형을 찾아가는 방향으로 움직이고 있을 때 살이 빠지는 현상이 나타났다는 것이다.

그러면 여기서 좋은 사례가 될 만한 이야기를 하나 소개하겠다.

24살 여름, 나는 식욕을 마음껏 풀어놓고 먹을거리와 사이좋게 지내면서 3~4개월 사이에 체중이 한꺼번에 6kg이 줄어드는 경험을 했다. 그 체중이 1년 정도 유지되더니, 다시 이듬해 여름부터 가을에 걸쳐 마치 결정타를 날리듯 다시 2kg이 감소했다. 더불어 온몸의 사이즈도 여기저기 큰 폭으로 줄어들었다.

여기에는 계기가 있었다. 그때 나는 초여름부터 느끼기 시작한 '내 몸 안의 불쾌감'을 해소해야겠다는 결심을 했다. 불쾌감이란 아랫배 쪽에서 오는 괴로운 느낌이었다.

10대 때부터 내 몸에는 군살이 몇 군데 붙어 있었다. 거식증 덕분에 생긴 것으로, 마치 부어 있는 것처럼 보이는 살덩어리였다.

우선 아랫배가 가장 큰 문제였다. 허리는 잘록하게 들어가 있고 배도 납작하고 날씬한데, 어떻게 된 일인지 배꼽 바로 아래쪽이 마치 밖에서 살덩어리를 갖다가 붙여 놓은 듯이 볼록하게 나와 있었다. 굶주리는 아이가 배만 볼록하게 나와 있는 모습이랄까. 그렇다. 나는 이 풍요로운 나라에서 굶주리는 흉내를 내고 있었던 것이다. 그 살덩어리는 마치 나에게 내려진 일종의 벌처럼 보였다.

또 거식증 시절에 근육이 크게 감소했기 때문인지, 요요 현상이 나타난 이후로 허벅지와 팔뚝이 볼록하게 나와 다른 부분에 비해 비정상적으로 부어 있는 듯한 모습을 하고 있었다.

단지 겉보기에만 이상한 정도가 아니었다. 세 군데 부분을 꾹 누르면 마치 동상에 걸린 것처럼 아프면서도 가려웠고, 마치 체액의 울혈 같은 불쾌감이 여운처럼 오래 남았다. 이것은 요가를 해도 사라지지 않았다. 그러고 보면 양쪽 손가락도 마찬가지로 1년 내내 동상에 걸린 듯이 아프고 가려웠으며, 겉보기에도 가늘고 연약한 손목이나 손바닥과는 영 딴판으로 짧고 땅딸막했다.

아무튼지 간에 그해 초여름에 내가 느꼈던 몸의 불쾌감을 한마디로 정리하자면, 수분이 잔뜩 고여 있는 느낌 그 자체였다.

본래 나는 그다지 물을 많이 마시지 않는 편이었다. 술을 마시러 가서도 커다란 잔으로 나오는 생맥주를 다 마시기가 힘들었다. 알코올이 문제가 아니라 양 때문에 금세 배가 빵빵해지기 때문이다. 그렇다고 거기서 그만두면 재미가 없으니 도수 높은 증류주를 조금씩 홀짝거리며 마시는 것을 더 좋아한다.

그러던 중에 본격적인 여름에 접어들기 전 내 배가 이런 경고를 보내왔다. "앞으로 더울 때마다 예년처럼 차가운 음료수를 벌컥벌컥 들이킨다면, 더 괴로운 일이 생길 것이야!"

그 순간 내 머릿속에 떠오르는 것이 있었다. 이번 여름에는 아무리 덥고 목이 말라도 뜨거운 음료를 마시자는 것이었다. 예전에 더울 때 뜨거운 것을 마시면 갈증이 가라앉는다는 이야기를 들은 적도 있었다.

그리하여 나는 그해 여름 내내 아침에 국 한 그릇과 출근할 때 마시는 야쿠르트 한 개 이외에는 수분을 섭취하지 않았고, 회사에서는 뜨거운 블랙커피를 물 대신 마셨으며, 점심식사 후에도 반드시 뜨거운 음료를 선택했다. 또 집에 돌아오면 뜨거운 녹차를 실컷 마셨다. 바로 이것이 내 체질에 기가 막히게 딱 맞아떨어졌고, 그 덕분에 그해 여름은 더위도 먹지 않고 건강하게 잘 넘길 수 있었다.

그해 여름에 내가 실행에 옮긴 것이 또 하나 있었다. 당시 나에게는 자꾸 신경이 쓰이는 문제가 하나 더 있었다. 이것도 아마 오랜 다이어트 때문에 생긴 습관일 텐데, 호흡이 얕아서 곤란을 겪고 있었던 것이다. 예를 들면 수영을 할 때 호흡을 하는데, 공기 교환이 잘 안 되는지 숨을 쉬면 쉴수록 숨쉬기가 괴로웠다. 또 그 당시 시험 삼아서 에어로빅을 다니고 있었는데, 이때도 호흡에 맞춰 뛰다가 끝날 때쯤 되면 손가락과 발가락이 저리고 마비되어 옷의 단추를 잠그기도 힘들 정도였다.

나는 깊이 호흡하는 법을 배워야겠다고 결심을 하고 요가 교실을 찾아갔다. '호흡법 교실'에 등록을 하고, 여름 내내 3개월 동안 열심히 다녔다. 그 덕분에 평소 호흡이 정말로 깊어졌는지는 잘 모르겠다. 어쨌거나 수분 대사가 원활하게 이루어지면서 그해 여름이 지나고 나자 오랫동안 울혈로 뭉쳐 있던 아랫배의 덩어리가 싹 사라졌고, 더불어 허벅지와 팔뚝도 자연스럽게 가늘어졌다. 그뿐만 아니라 손가락의 통증도 사라졌고, 덤으로 약지의 반지 사이즈도 9호에서 7호로 가늘어졌다.

틀림없이 이 방법은 추위를 잘 타고 수분 대사 능력이 떨어지는 내 체질에 딱 맞는 에너지 순환 개선법이었을 것이다(그 이후에도 꼭 뜨거운 음료가 아니더라도 상온 정도의 생수가 유용했던 적이 있었다).

그러면 나와는 반대로 추위를 안 타는 '열 체질'인 사람은 어떻게 해야 할까? 실은 내 아이가 바로 그 체질이다. 초등학교 때부터 한겨울에 코트 속에 반팔 셔츠만 입는 장군감이었고, 추운 겨울에 목욕을 하고 나와서도 춥다고 달달 떠는 일이 없었다. 하긴 그럴 만도 했다. 운동도 싫어하고 몸을 단련하는 활동도 전혀 안 하는데, 저울에 올라서면 활성 조직량(체중에서 체지방을 뺀 근육, 뼈, 내장이 차지하는 1m당 무게)의 눈금이 40kg/m를 초과해 '근육 울퉁불퉁 타입'에 속하는 것으로 나오고 있었으니 말이다. 그냥 보기에도 뼈가 굵직하고, '숨은 근육'이 다부지게 덮고 있으니 덥지 않을 턱이 없었다.

다부진 근육질로 컸으면 좋았을 텐데, 초등학교 3학년쯤부터 지방이 쌓이기 시작하더니 고학년으로 올라가자 해마다 '경도 비만' 통지서가 날아들었다. 기본 식사량은 보통인데, 프라이드치킨, 프라이드 포테이토, 라면 같은 고지방 정크푸드를 간식으로 먹은 게 원인인 것 같았다.

나는 늘 이렇게 말했다. "먹고 싶으면 먹어도 되는데, 식욕 이상으로 먹지는 마라. 배가 부르면 남겨. 억지로 전부 안 먹어도 돼."

나는 앞으로 아이가 살아가야 할 긴 인생을 위해서도 '먹는 것 = 살찌는 것'이라는 인식을 심어주면 절대로 안 된다고 생각했다. 그렇기 때문에 살찌니까 먹지 말라는 말은 단 한 번도 하지 않았다. 또 "그만큼 먹었으면 되지 않았니? 더 먹으면 과식이 된다." 하고 때때로 브레이크는 걸었지만, 억지로 못 먹게 하지는 않았다. 못 견디게 먹고 싶은 욕구를 막아서 나중에 폭발하는 사태가 생기면 안 된다고 생각했기 때문이다. 나는 늘 "절대로 다이어트는 하지 마라.

먹고 싶으면 먹어라."라고 말했다. 그러면서 나중에 제2 성장기를 맞이해 먹은 것이 다 세로로 가서 자연스럽게 날씬해지기를 기다릴 수밖에 없다고 생각했다. 그렇게 흘러가는 대로 맡겨 놓고 있었는데, 아이가 훌쩍 자라 중학교 2학년 여름이 되었을 때 예상하지 못한 변화가 일어났다.

사실 우리 집에는 에어컨이 없다. 더울 때는 확실하게 땀을 흘려야 체온조절기능이 제대로 작동하기 때문이다. 또 땀을 흘린 뒤에 쏘이는 바람은 얼마나 시원하며 기분이 좋은가! 그런데 부모는 냉방 장치가 있는 사무실에서 일을 하니까 괜찮겠지만, 한겨울에도 늘 얼굴이 상기되어 있는 열 체질 아이는 그 뜨거운 여름이 얼마나 더웠겠는가! 아이는 해마다 에어컨을 사자고 애원을 했고, 여름방학만 되면 에어컨이 있는 할머니 댁으로 수시로 피서를 갔다.

그런 아이가 안돼 보여서 아이 방에만 에어컨을 달아줘야겠다고 생각을 바꾸었다. 그런데 그 순간 없어도 되겠다며 아이가 거절을 했다. 도대체 어찌된 일인가 싶어 내 귀를 의심했다.

그 이유는 바로 그 무렵 학교 수업시간에 공부한 '온난화 대책' 때문이었다.

"에어컨에 의존하면 안 되는 거야."

그런 지당하신 말씀을 아이 입에서 듣게 될 줄은 정말 몰랐다. 그리하여 아이는 자기가 선언한 대로 냉풍기로 그해 여름을 견디어 냈다. 그러고 나서 3~4개월 사이에 체중이 10kg이 줄어드는 놀라운 변화가 일어났다.

혹시 겨울에도 열이 팍팍 솟는다는 것은 결국 열의 발산이 잘 안 되고 있다는 말이 아닐까? 그래서 사실은 몸 어딘가가 차갑고, 또 온몸의 에너지 순환이 잘 이루어지지 않고 있다는 것을 뜻하는 것이 아닐까? 나는 정말 그럴지도 모른다는 생각이 강하게 들었다. 사실은 아이가 그런 상태였는데, 다행히도 그 여름에 막혀 있던 순환 고리에 돌파구를 제공한 것이 아닌가 싶다. 아이가 주체적인 자기 판단 아래 단단히 각오를 하고 땀을 흘린 것이 계기가 되어서 말이다. 그해 겨울이 되었을 때, 아이에게 달라진 것이 있었다. 추위를 타지 않는 것은 그대로였는데, 늘 귀가 빨갛게 달아올라 화끈거리던 증상이 싹 사라진 것이다.

더불어 아이의 식습관도 자동으로 달라졌다. 여름에는 찜통더위에 기름기 많은 것을 못 먹겠다면서 프라이드치킨을 찾지 않았고, 또 자기 식욕에 따라서 먹을 것을 물리기도 했다. 가을이 지나 추운 계절이 되자 기온 변화에 따른 욕구 때문인지 아이가 다시 튀김 종류를 찾았다. 그러나 어느 선 이상을 넘지 않는 정도로 욕구가 가라앉아 있었다.

어쩌면 태양의 에너지가 절정에 이르는 한여름은, 그 에너지가 주는 선물을 받아들여 체질 개선에 성공할 수 있는 절호의 기회일지도 모른다.

에너지가 막혀 있는 부분을 자각하고 해소하기

앞에서 말한 내용을 다시 정리하면 이렇다. 내 경우에는 '숨'의 순환과 '물'의 순환이, 내 아이의 경우에는 '열'의 순환이 막혀 있었다. 그것이 몸 안쪽에서는 불쾌한 느낌으로, 몸 바깥으로는 불필요하게 살이 붙는 형태로 나타난 것이다.

누가 봐도 에너지 과잉 섭취로 온몸에 살이 찐 경우는 일단 제외하자. 체중은 그렇게 많이 나가지 않는데, 자로 재보면 이 둘레 저 둘레가 굵어서 고민인 사람이 있다. 틀림없이 상습적으로 다이어트를 하고 있는 사람의 절반 정도가 여기에 해당할 것이다. 이처럼 부분 비만이 있는 사람은 쓸데없이 칼로리 제한 같은 것을 생각하지 말고, 그 부분에 에너지가 막혀 있다고 해석해야 한다. 그리고 평소에 자신이 쾌감이나 불쾌감을 느꼈던 감각이나 경험을 참고하여 수분 섭취 방식이나 땀 흘리는 방식을 연구해, 전체적으로 순환이 잘 되도록 신경을 쓰는 것이 문제 해결의 열쇠가 될 수도 있다.

부분 비만의 원인으로 한 가지 더 예를 들면, 그 부분의 근육을 안 쓰고 놀리려는 버릇이 있기 때문일 수도 있다. 인간은 아주 꾀가 많은 존재다. 그래서 어떤 동작을 할 때도 본래는 써야만 하는 근육을 적당히 놀리면서 대충 할 수가 있다.

내 경우에는 체중을 지탱하거나 물건을 옮길 때 그런 버릇이 있다는 것을 알게 되었다. 될 수 있으면 팔꿈치나 무릎이나 허리 등의 관절을 오그라뜨린 채 근육을 쭉 펴지 않고 적당히 넘어가려고 하는 것이다. 또 근육의 특정 부분에 힘이 들어가려고 하면 반사적으로 뭔가를 붙잡거나 기대서 편한 자세를 취하려고 하는 버릇이 있다는 것도 알았다. 그래서 내가 근육을 되도록이면 안 쓰고 적당히

게으름을 피우고 싶어 한다는 것을 알게 되었다.

우선 하반신의 군살이 신경 쓰이는 사람이라면, 걸을 때 무게중심의 위치를 바꾸어보기 바란다. 대개 무게중심이 발바닥의 새끼발가락 쪽에 걸려 있을 텐데, 그것을 엄지발가락 쪽으로 옮겨 보는 것이다. 나는 또 가능한 한 양쪽 허벅지 사이에 공간이 뜨기를 바라는 마음에서 양쪽 허벅지를 떨어뜨린다는 기분으로 걷는 버릇이 있었는데, 그 때문에 무게중심이 바깥쪽으로 치우쳐져 있었다. 그런데 고관절에서 발바닥까지 일직선이 되도록 해서 안쪽으로 자연스럽게 힘이 들어가도록 주의했더니, 둥글게 나와 있던 허벅지 바깥쪽 선이 차츰 바르게 교정되기 시작했다.

늘어지는 팔뚝 살이 신경 쓰이는 경우에, 그 해결책은 뜻밖의 장소에 있다. 지금 시험 삼아 등 쪽의 좌우 견갑골을 한가운데로 모으는 자세를 취해 보기 바란다. 틀림없이 그 부분의 근육을 게을리 놀려 두고 있었을 것이다.

발레에서도 기본자세를 취할 때 상체를 이렇게 움직인다는데, 이를 두고 '등 한가운데의 문'을 닫는다는 표현을 쓴다고 한다. 그러고 보니 팔뚝이 포동포동한 발레리나는 별로 본 적이 없는 것 같다.

나는 어렸을 때부터 살이 있고 없고를 떠나 '골격이 아름다운 사람'을 좋아했다. 그래서 내가 그런 사람이라고 상상하면서 팔과 다리를 움직이곤 했는데, 그러다 보면 '이 부분의 근육은 본래 쭉 펴야 하는 거구나.' 하는 느낌이 오곤 했다.

요령은 관절에 들어가 있던 힘을 빼면서, 지금까지 오그리고 있던 관절 주변의 근육을 쭉 늘이는 것이다. 그러니까 멀리 놓여 있는 물건을 집으려고 팔을 뻗는 동작을 하더라도 뼈대가 아름다운 선을 그린다는 느낌을 가지고 움직여보자.

실은 나도 큰 관절 주변에 에너지 흐름이 막혀 있는 체질이어서 계속 몸을 오그린 상태로 생활했을 때 군살이 붙기 쉬운 것 같다. 그래서 항상 내 몸 안에 에너지가 침체되지 않도록 여러 가지로 노력하고 있다.

특히 몸이 차가워지고 움츠리기 쉬운 겨울이 되면 못 견디게 추위가 느껴질 때가 있는데, 이럴 때는 나만의 '신속 난방 테크닉'을 활용하고 있다. 요가 호흡법을 응용해서 몸을 안쪽에서부터 따뜻하게 데우는 것인데, 방법은 다음과 같다.

① 하나, 둘, 셋, 넷. 이렇게 네 박자 동안 코로 크게 숨을 들이쉬면서 배를 내민다.

② 여덟 박자 동안 숨을 멈추고, 그 사이에 온몸의 산소를 태워 따뜻하게 열을 낸다!

③ 이어서 여덟 박자 동안 천천히 그리고 깊이 숨을 내쉰다. 자전거를 타거나 걷고 있을 때는 코로 숨쉬기가 약간 어려우므로 이럴 때는 입을 살짝 벌리고 숨을 쉰다. 가다가 잠깐 멈춰 섰을 때 코로든 입으로든 배에 힘을 주기 쉬운 쪽으로 숨을 쉰다. 숨을 내쉴 때는 배가 납작해질 때까지 완전히 내쉰다. 이런 호흡을 하고 싶은 만큼 되풀이한다.

돌이켜보면, 내가 크게 살이 빠진 시기에는 이런 공통점도 있었다. 몸을 움직이는 것이 정말로 즐겁고 재미가 있어서 부지런히 여기저기 돌아다닌 것이다.

처음 살이 빠졌던 중학교 때는 기계체조를 잘하고 싶어서 집에서도 툭하면 물구나무서기나 브리지 자세를 취하곤 했다. 20대 때는 에스컬레이터를 무시하고 언제나 계단을 통통거리며 오르내렸는데, 아주 기분이 좋았다. 깊은 호흡을 할 수 있게 된 다음에는 퇴근 후에 수영장에 다니는 재미에 빠지기도 했다.

이처럼 내가 즐겁고 재미있게 한 운동은 그때그때 관심사에 따라 달라졌다. 옛날에 이것을 좋아하고 잘했으니까 지금도 이것을 좋아하고 잘하는 것은 아니니까 말이다.

앞에서도 이야기했지만, 살이 빠지거나 찌는 변화는 몸과 마음이 종합적으로 움직인 결과이다. 이런 운동을 했으니까 또는 저런 음식을 먹었으니까 하는 이유로 바뀌는 것이 아니라는 말이다. 생활 전반에 의욕이 넘치고 몸 안팎에서 에너지가 잘 순환하고 있을 때 비로소 변화가 나타난다.

그것을 정리하면 이와 같다.

몸을 에너지로 가득 채울 것.
마음을 열기로 가득 채울 것.

덥고 추운 것과 관계없이 '몸이 뜨거워지는 듯한 시간'이 일상생활 속에 있어야 한다. 정말로 당신의 모습이 새로 바뀌었다면 그때는 틀림없이 그런 때일 것이다.

그러면 도대체 어떻게 해야 의도적으로 그런 상황을 만들 수 있을까? 당신에게 그 비법을 하나 알려주겠다.

변화를 가져오는 계기는 자기 스스로도 만들어낼 수 있다. 아마도 당신은 지금까지 "○○를 하고는 싶지만, 이런저런 조건이 마련될 때까지는 할 수 없다." 또는 "이것만 해결되면 ○○를 해야지." 하면서 어떤 행동을 유보해 왔을 것이다. 그런데 조건에 달아 놓은 '자물쇠'를 해제하고 무조건 일단 실행해 버리는 것이다.

나 또한 그랬다. 살이 빠지기 시작한 때를 기억해보면, 반드시 그 전에 어떤 예고편처럼 '아직 할 수 없고 때가 아니라고 생각하고 있었던 것'을 실천에 옮겨버린 공통점이 있다.

하나의 자물쇠가 해제되면 막혀 있던 에너지가 흐르기 시작한다. 노폐물로 뒤덮여 더러운 하수구처럼 방치되어 있던 물길이 깨끗하고 맑은 물이 흐르는 작은 강으로 변신하는 것이라고 할까?

* * *

마지막으로 과식하는 버릇에 대해 전격 해부하면서 마무리를 짓기로 하자.

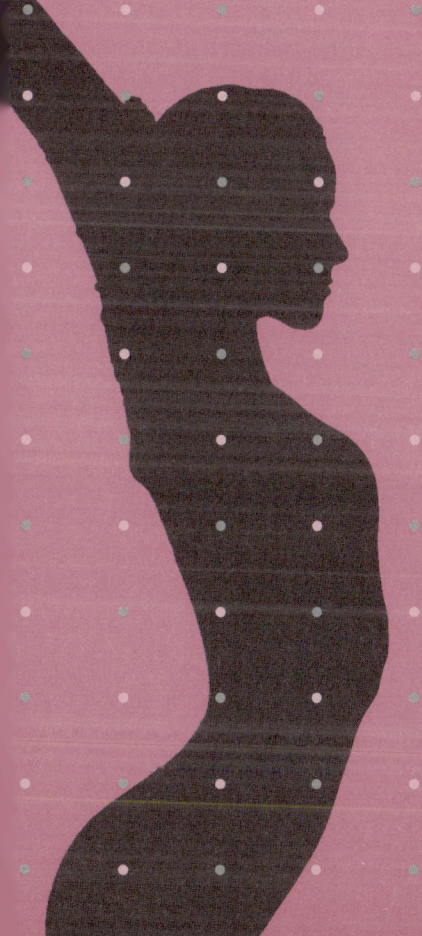

chapter
· 05

과식의 수수께끼를 푼다

정당한 과식과
피할 수 있는 과식

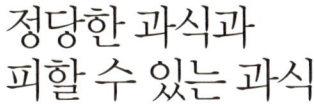

요요 현상을 필요한 과정으로 받아들이자

우리는 필요하지도 않은 다이어트를 하도록 강요당하고 있다. 이것이 지금까지 해온 이야기의 요점이다. 왜냐하면 그렇게 해야 장사꾼들이 장사 아이템을 계속 개발할 수 있기 때문이다.

다이어트 의존증이니, 섭식장애니 하는 문제가 등장한 것도 실은 20세기에 들어와서 생긴 일이다. 먹을 것이 버려질 정도로 대량생산이 가능해진 사회가 되었기 때문에 일어난 특수한 현상이기 때문이다.

한쪽에서는 이것도 드시고 저것도 드시라는 메시지를 내보내고 있다. 그 옆에서는 '먹는 것은 살찌는 것', '날씬한 것은 멋진 것'이라는 세뇌 메시지를 온갖 언론매체를 동원해 최면술처럼 우리 마음에 심어놓고 동시에 다이어트를 안 하면 큰일 난다는 메시지를 유통시키고 있다.

사실 다이어트란 정말 어처구니가 없는 것이다. 하면 할수록 몸이 본래 가지고 있던 능력이 사라지기 때문이다. 과잉 섭취한 영양소나 군살을 자동으로 내다버리는 본래의 힘이 봉쇄되고, 더 살이 빠지기 어려운 상태가 되는 것이다. 살을 빼려고 시작한 다이어트가 반대로 예전보다 더 살 뺄 필요성을 만들어 버리는 끝없는 속임수, 우리 모두가 그 속으로 휩쓸려 들어가고 있다. 그 덕분에 다이어트 산업은 수많은 '피해자'를 양산하면서 엄청난 성장을 거듭하고 있다.

모두가 시종일관 다이어트를 부르짖고 있는 이런 상황은 선진국이라 불리는 여러 나라가 함께 짜고 획책해 온, 빼도 박도 못할 운명 같은 게 되었다는 생각이 든다.

'더 먹으라는 주문'과 '더 날씬해져야 한다는 주문' 사이에서 좀처럼 해결될 기미가 보이지 않는 과식이란 문제를 어떻게 해결해야 할까?

우선 해도 되는 '정당한 과식'과 마음먹기에 따라서 안 해도 되는 '피할 수 있는 과식'이 있다는 것을 분명히 알고 넘어갔으면 한다.

무슨 소리? 그 자체가 병적인 상태를 가리키는 '과식'이 '정당'하다니? 이렇게 의문을 던지는 분이 계시겠지만, 이야기를 더 들어주시라.

만약 당신이 거식증 상태이거나 그 비슷한 상태라고 하자. 거기서 정상으로 돌아오려면 회복 증거로 과식 행위가 반드시 뒤따르게 된다. 여기서 중요한 것은, 당신의 멈출 수 없는 식욕을 부끄러워하거나 두려워하거나 나쁜 것으로 단정해서 억지로 멈추려고 하지 말아야 한다는 것이다.

오늘날 '거식'이라고 하는 데는 두 가지 측면이 있다. 그중에서 일반적인 것은, 날씬해지고 싶다는 즉물적 동기에서 시작하는 거식적 다이어트다. 또한 표현할 수 없는 내면의 불만을 '식욕을 극복할 수 있는 나'라는 형태로 바꾸어 드러내려는, 마음의 문제로 등장하는 거식증이 있다. 이 두 가지가 완전히 별개인 것은 아니며, 사람마다 비중의 차이는 있겠지만 함께 뒤섞여 있다.

그렇기 때문에 그 반동으로 과식증이 시작되면, 본인은 이중으로 충격을 받게 된다. 우선 열심히 고생해서 만들어낸 날씬한 몸이 엉망진창으로 망가지고 뚱뚱해질 거라는 공포감이 있다. 또 하나는 '식욕 정도는 유유히 극복해온, 의지가 강하고 멋있는 나'에서 '식욕에 휘둘리는 비루하고 한심한 나'로 추락해버리는 깊은 자기혐오감이다.

회복기의 과식을 병적인 것으로 받아들일 필요는 전혀 없다. 그런데 이것을 "거식증에서 과식증으로 옮겨갔다."고 정의하는 바람에 많은 섭식장애 환자들이 입원과 퇴원을 반복하는 사례가 많다. 특히 섭식장애 선진국으로서 의료시설은 물론이고 상담 제도까지 잘 갖추어져 있는 미국에서 그렇다.

다시 말하지만, 우리 몸은 언제나 균형을 유지하려는 본능을 바탕으로 움직이고 있다. 그러므로 거식 때문에 극단적으로 결핍 상태를 가리키고 있는 바늘도 일단 그 반대쪽으로 크게 한번 기울어진 다음에 본래 상태로 돌아올 수 있는 것이다.

그러므로 이때 일어나는 과식에는 '병' 이라는 말을 붙일 필요가 없다. 요요 현상도 미워하면 안 된다. 당신의 몸이 올바르게 움직이고 있다는 것을 나타내는 신호이며, 놀라운 생명력을 보여주는 증거이기 때문이다.

이 세상에 숱하게 흘러넘치는 초간단 다이어트 체험담에는, 일주일간 다이어트로 위장이 작아진 것 같다는 둥, 이제는 살찔 염려가 없으니 안심이라는 둥 하는 말이 쓰여 있다.

단언하건대, 그건 모두 착각이다. 자연스럽게 식욕이 감소한 경우를 제외하고 외부에서 억지로 힘을 가해 줄인 식욕은 반드시 되돌아오게 되어 있기 때문이다.

특히 위장은 그때 금지당했던 것만 골라서 강렬하게 원한다. 이 놀랍고도 정확한 결핍의 기억이라니! 이렇게 먹으면 안 된다고 아무리 의지의 브레이크를 걸어도, 바퀴는 헛돈다. 브레이크 작동 불능 상태에서 몸은 올바른 자리를 되찾아가려는 자신의 직무를 단호히 수행해 간다. 이렇게 미쳐 날뛰는 과정을 거친 다음에야 비로소 내 몸은 균형을 되찾으며 살이 빠지기 시작한 것이다.

처음에는 "이 상태가 평생 가는 것이 아닐까?" 하는 두려움에서 도망치고 싶을 것이다. 그러나 죽지만 않는다면 거식증이 언젠가 끝날 수밖에 없듯이, 과식증도 막지 말고 과감하게 밀어붙이다 보면 반드시 그 끝이 오게 되어 있다.

막지 않는다는 것은 '구토' 같은 비겁한 수단을 절대로 사용하지 않는다는 것이다. 먹은 것을 부정하지 말고 전부 몸으로 받아들이는 것이다.

당신은 먹고 싶지 않을지라도 몸은 먹고 싶어 하고 있다. 당신의 의지를 행사하지 말고 몸이 알아서 하도록 몸에게 맡겨보자. 원하는 만큼 먹고, 먹고 또 먹고 충분히 먹고 나면 이윽고 이런 일이 일어난다. 기가 막히게 맛있어 보이는 요리를 갖다 주면서 "모처럼 이런 요리가 나왔으니 먹자."고 해도 뱃속 깊은 곳에서 이런 대답이 나온다.

"아니, 지금은 안 먹고 싶어."

이렇게 강하게 거부하고 싶은 생각이 솟아오르면 당신의 과식 여정은 이미 바닥을 친 것이며, 드디어 반환점을 넘어선 것이다.

그렇다. 여기서 중요한 것은 "더 필요 없다."라는 지점을 몸에게 다시 한 번 학습시키는 것이다. 그리고 마음에게는 "좀 많이 먹었다고 해서 무서운 일이 생기는 것도 아니야. 전혀 문제없다고." 하는 사실을 알려주어야 한다. 왜냐하면 체중이 다시 불어났다고 해도, 일단 균형 감각을 회복하면 늘어난 만큼 다시 줄어드는 조절 작용이 일어날 것이기 때문이다.

보통의 식생활로 돌아간 다음에도 지켜야 할 것이 있다. 혹시 좀 많이 먹게 되더라도 지나치게 죄책감을 갖거나 다시 살찔 걱정을 하지 않는 것이다. 평소의 식욕에 따라서 생활한다면 가끔 식욕 이상으로 많이 먹게 되더라도 문제가 없다. 별다른 노력을 하지 않아도 그 후에 자연스레 식사량이 줄어들어 자동 조절이 이루어질 것이니 말이다.

과식 활용법

몸에 붙어버린 나쁜 버릇에서 벗어나려 할 때는 반드시 반동의 후유증이 따라오게 되어 있다는 것을 알아두자.

과식증도 마찬가지다. 본인은 이제 더 과식을 하고 싶지도 않고 이미 끝난 일이라고 생각해도, 어떤 계기가 생기면 언제 그랬느냐는 듯이 다시 과식할 가능성이 있다. 그렇다고 "아, 난 안 돼. 평생 이 버릇을 못 고칠 거야!" 하면서 절망할 필요는 없다. 반동의 후유증은 첫 번째 고비를 넘겼을 때보다 확실히 빨리 극복될 것이니 말이다. 한번 크게 튀어 오른 공이 바로 멈추지 않고 다시 통통 튀면서 그 힘을 잃어가듯이, 당신도 그렇게 절망할 일이 아니었다는 것을 곧 알게 될 것이다.

그보다는 어차피 과식했으니 이왕이면 잘 활용할 수 있는 방법을 생각해보자. 그럴 때는 평소에 귀찮아서 미루어 두었던 물건 정리나 욕실 청소를 하는 것이다. 그러면 어쩐지 다른 때보다 몸을 움직이는 것이 쉽다는 느낌이 들 것이다. 보통 때보다 많은 에너지를 보충했으니 지극히 당연한 일이 아닌가! 몸의 움직임이 저절로 씩씩해지고 금세 땀방울이 솟을 것이다. 역시 놀라운 과식의 힘이라 하지 않을 수가 없다.

이런 경험을 통해서 우리는 다시 한 번 가슴 깊이 깨닫게 된다. 음식이란 우리 몸에 에너지를 공급해주는 고마운 존재라는 아주 단순한 진실을 말이다. 먹을거리를 적대시하거나 죄책감을 느끼는 것은 다 쓸데없는 짓이다.

또 거식증이나 다이어트와 무관한 생활을 하고 있을 때도 '정당한 과식'을 하게 되는 경우가 있다.

내 경우인데, 그다지 에너지를 소모하지 않은 날인데도 이유 없이 많이 먹었다 싶을 때가 있다. 그러면 그 직후에 감기 증상이 나타나 열이 난다. 이런 경험을 여러 번 했는데, 아무리 생각해도 단순한 우연이 아닌 것 같다.

본래 열이 난다는 것은 우리 몸의 정화 작용 중 하나이다. 평소의 체온으로 죽일 수 없는 세균이나 바이러스를 온도를 높여 죽이거나, 평소보다 많은 땀을 흘려 몸 안의 독소를 배출시키고자 하는 것이다. 이렇게 보자면 내 몸이 몸속을 한번 정화해야겠다는 계획을 갖고 과감하게 체온을 높이는 데 필요한 연료를 미리 대량 공급해놓은 것이라고 생각할 수 있다.

그렇다. 우리 몸에는 선견지명이라는 장비가 갖추어져 있다. 그리하여 머리로 이것저것을 분석하기에 앞서, 이미 몸이 대책을 세우고 움직이는 것이다. 우리에게 필요한 것은 그 선견지명의 움직임 앞에서 살이 찌네 마네 하면서 조바심을 치는 것이 아니라, 몸의 의지와 움직임을 존중하고 지켜보는 자세가 아닌가 싶다.

편의점 식품의 공통점

다이어트를 이야기할 때 빠뜨릴 수 없는 것이 편의점에 관한 이야기다. 과식증이 증가한 데에는 편의점도 한몫했기 때문이다. 여기에는 두 가지 요인이 있다.

하나는 시간이라는 요인이다. 지금은 어디를 가나 24시간 영업을 하는 다양한 브랜드의 편의점을 손쉽게 찾아볼 수 있다. 과식증 입장에서는 처치 곤란한 뜨거운 감자 같은 것이니, 그 내막을 살펴보면 다음과 같다.

일단 과식증의 특징 중 하나가 조급함이다. 먹고 싶다는 충동이 일어나면 즉시 실행에 옮기고 싶어 한다. 요리가 완성될 때까지 기다릴 시간도 없고, 번거롭게 요리하는 수고를 할 생각도 없다. 마치 일종의 약물중독에 따른 금단현상과 비슷해 보인다. 그 욕구를 실현시켜 주는 곳이 바로 편의점이다. 한밤중에 갑자기 먹고 싶은 충동이 일어나도 언제나 대기하고 있는 곳, 요리할 필요도 없이 즉시 먹을 수 있는 메뉴가 진열되어 있는 곳. 과식증이 소망하는 모든 것을 갖추고 있는 곳이 편의점이다.

두 번째는 식품의 성질이라는 요인이다. 사실 식품에는 과식에 잘 맞는 식품이 있고 그렇지 않은 것이 분명히 있다. 예를 들어 이웃집 아저씨가 손수 땀 흘려 가꾼 채소를 나누어 주셔서, 엄마가 직접 반찬을 만들었다고 하자. 그런 음식을 먹으면서 후회할 만큼 과식하는 일은 잘 일어나지 않는다. 혹시 과식을 하고 싶다고 해도 일찌감치 배가 불러서 그럴 수가 없다. 그렇다. 몸이 정말로 만족감을 기억하고 있는 음식이라면, 과식이나 구토 행동이 중간에 차단된다.

물론 밖에서 업무를 보다가 급한 대로 허기를 채워야 할 때 가끔 편의점을 편리하게 이용한 적도 있다. 그러나 분명한 것은, 편의점에 진열되어 있는 먹을거리가 '공업제품' 같은 느낌을 한 자락 깔고 있다는 점이다. 그래서 음식에서 느껴지는 고마움도 그렇게 크지가 않다. 그리하여 그냥 '과식의 도구'로 받아들여, 죄책감도 없이 기계적으로 봉지를 뜯고 입 안에 털어 넣게 된다. 또 고마운 마음이 작은 만큼 우리 몸이 느끼는 만족감도 낮기 때문에 많은 양을 먹어치우는 것도 가능해진다. 그러니까 상습적으로 과식하는 사람들이 마음속 깊은 곳에서 편의점 식품을 이렇게 분류하고 있다는 이야기다. '먹을거리의 형태를 띠고 있지만 사실은 먹을거리가 아닌 것'이라고 말이다. 여기서 우리 몸이 먹을거리와 맺고 있던 본래의 관계가 해체된 모습을 발견한다.

편의점에서 취급하는 빵이나 과자에는 공통된 특징이 있다. 바로 맛과 향 중심으로 상품 개발이 이루어지고 있다는 것이다. 포테이토칩이라는 똑같은 상품을 '무슨 맛'이라고 해서 향만 바꾸어 새로운 상품으로 쏟아내는 식이다. 상품 진열대에는 '치즈케이크 맛 초콜릿'이네, '군고구마 맛 아이스'네 하는 상품이 즐비하다.

거기서 더 발전해, 과자나 빵 포장지에 'ㅇㅇ원료를 사용해서 만든 ㅇㅇ크림과 ㅇㅇ소스가 들어간 ……' 식의 '상품설명서'가 빠짐없이 붙어 나온다. 그러면 우리는 '보증서'에 호기심이 발동해 그 과자를 산다. 그러고는 "음, 역시 그 맛이 나는군!" 어쩌고 품평을 한다. 그 회사의 맛과 향 재현 기술을 테스트해 주기 위해서 말이다.

과자 회사의 맛과 향 경쟁을 그저 바라보며 즐기는 것이야 기분

전환이 될 수도 있겠지만, 문제는 그 때문에 '머릿속의 흥미에 따라 먹는 버릇'이 생긴다는 데 있다. 그렇게 해서 몸이 원할 때 먹는 건강한 식욕의 기능이 교란되는 것은 반드시 막아야 한다.

편의점에 놓여 있는 과자의 유혹에 못 이겨 손이 가려고 할 때 명심해야 할 것이 바로 제4장에서 소개한 방법이다. 그 과자를 입에 넣고 잘 씹어서 맛을 느낀 다음에 그것을 뱃속에 집어넣는 것까지 상상해보면서, 정말로 그것이 먹고 싶은지를 다시 한 번 몸한테 물어보자. 사 먹기 전에 냉정하게 먼저 재현해보면 그렇게 먹고 싶은 것도 아니라는 것을 깨닫는 경우가 적지 않다.

눈에 들어오는 정보가 몸이 정말로 느끼고 있는 것을 봉쇄해 버리는 경우가 왕왕 있다. 자극이 강하기 때문에 그쪽으로 휩쓸리는 것이다.

그러므로 눈에 쏙 들어오는 것이 있어서 "야, 이거 좋네. 갖고 싶어!" 하는 생각이 들 때는 일단 그 정보를 몸에게 데리고 가자. 여기서 몸이란 구체적으로 가슴부터 배에 이르는 부분이다. 거기서 느껴지는 것을 확인하고, 그다음에 정말로 사러 갈 것인지 말 것인지를 선별하기로 하자.

여기서 잠깐, 오늘날 과자가 왜 그런 방식으로 만들어지고 있는지를 간단히 살펴보기로 하자.

선진국에서는 이제 얼마든지 원하는 만큼 먹을거리를 구할 수 있다. 수많은 기업은 필요 이상의 소비를 촉진하고자 애를 쓴다. 자질구레한 잔재주를 부려가면서까지 회사를 꾸려가야 하는 기업 나름의 경제 사정이 있기 때문이다. 그 사정이란, 기업이 자금을 움직일 때마다 발생하는 '이자'가 부담이 되고 있기 때문이다. 사실 아는 사람은 다 아는 이야기지만, 시장에 나와 있는 상품 가격의 25%는 회사가 지불하는 이자에 해당한다. 이런 이유에서 기업들은 필요 이상으로 물건을 팔고자 애쓰고 있고, 그렇게 하지 못할 때 망할 수도 있다는 위기감에 쫓기고 있다. 이 세상은 그렇게 돌아가고 있는 것이다.

이렇게 얽혀 있는 세상에서, 우리에게 중요한 것은 자기에게 필요한 것과 필요하지 않은 것을 확실하게 구별하는 능력이다. 그리하여 '필요하면 자발적으로 받아들이고, 필요하지 않으면 가지라고 떠넘겨도 받아들이지 않는' 선택을 하는 것이다. 이런 태도를 분명히 보여줄 때, 언젠가는 기업의 행태나 세상의 흐름이 바뀌는 날도 올 것이다.

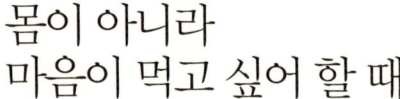

몸이 아니라
마음이 먹고 싶어 할 때

이번에는 '정당한 과식'이 아니라, 안 해도 되는 '피할 수 있는 과식'에 대해서 이야기해 보기로 하자.

정당한 과식은 몸에 필요해서 하는 것이고, 피할 수 있는 과식이란 몸이 아니라 마음이 먹고 싶어 하는 경우를 가리킨다. 먹고 싶어 하는 것이 몸인지 마음인지 어떻게 구별할 수 있을까? 그 대답은 뜻밖에도 아주 간단하다. 둘 사이에는 확실히 다른 점이 있기 때문이다.

우선 몸이 원하는 경우란 이런 것이다. "기름이 잘잘 흐르는 갓 지은 밥을 꼭꼭 씹어 먹고 싶다." 또는 "고소하고 바삭바삭한 튀김을 위장에 보내주고 싶다." 또는 "해조류, 아니 생야채, 아니 맛있는 아미노산 덩어리를 꿀꺽 삼키고 싶다." 등등. 그러니까 반드시 어떤 구체적인 식품의 이미지가 함께 동반되는 것이다.

그런데 이에 반해서 그저 막연하게 뭔가가 먹고 싶다는 생각이 든다면, 그것은 일단 마음이 원하는 것이라고 생각해도 틀림이 없다.

물론 음식을 마음으로 원하면 절대 안 된다는 말은 아니다. 음식은 몸의 욕구에만 응하는 것이 아니라 마음의 만족감을 채워주는 측면도 있기 때문이다. 그러므로 본래는 양쪽에서 동시에 움직이는 것이 가장 바람직한데, '몸은 원하지 않는데 마음만 원하는' 경우가 있어서 구별해야 한다는 것이다. 이럴 때는 먹을 것이 아니라 다른 것을 주어야만 허기가 가라앉는다.

그렇다면 마음이 먹을 것에 매달릴 때는 도대체 어떤 상태일까? 그런 심리 상태의 핵심을 몇 가지 설명할 것이니, 여러분도 자신의 마음을 다시 한번 들여다보기 바란다. 마음이 원하고 있는 것이 무엇인지 알면 먹을 것 말고 더 적절한 것을 제공할 수 있을 테니 말이다.

대상을 바꿔 욕구를 충족하려는 마음

섭식장애의 본질은 한마디로 '자기에게 필요한 것과 필요하지 않은 것을 판단할 수 없게 된 상태'라고 나는 해석한다.

생리학적으로는 섭식장애를 섭식중추의 기능이 정상적으로 작동하지 못해서 나타나는 것이라고 설명하고 있다. 그러나 그것은 원인이라기보다 어떤 상황에서 비롯된 결과일지도 모른다. 본인의 마음속에 소소한 일상사에서부터 중대사에 이르기까지 인생 전반의 문제를 판별하는 능력이 저하되어 있어서 생긴 증상일 수도 있다는 말이다.

실제로 나 자신이 그러했기 때문에 이렇게 말하는 것이다. 섭식장애였을 당시에는 매일 먹는 음식부터 앞으로 이루어지면 좋겠다는 소망과 진로, 데이트 상대에 이르기까지 무엇 하나 제대로 판단을 하지 못했다. 인생의 온갖 장면에서 나에게 필요한 것이 무엇인지 선택하지 못하고 불필요한 것에만 손을 내미는 엉망진창 상태였다.

사실 이런 현상은 과식증에만 해당하는 게 아니라 온갖 의존증이 다 그럴 것이다. 무엇인가에 병적으로 매달리는 기벽은 반드시 다른 어떤 문제를 대신 바꿔치기하려는 목적을 가지고 일어난다. 본인이 에너지를 쏟아야 할 대상은 틀림없이 따로 있는데, 그것과 싸우지 않고 도망치려는 마음의 습관이 다른 것으로 바꿔치기 되어 나타난 결과가 의존 행위라는 것이다.

실은 '바꿔치기'라는 마음의 기벽은, 현대를 살아가는 우리 모두에게 해당하는 병적인 심리 상태와 연결되어 있다. 이 부분은 나중에 다시 자세히 다룰 것이다.

사실 우리는 모두 스트레스 많은 인생을 헤쳐 나가고 있다. 그러니 마음의 위안이 되는 것 한두 가지 정도는 필요하지 않을까? 예를 들어 이것이 없으면 절대로 못 산다고 할 정도로 무엇엔가 열심히 몰두하고 있는 사람을 과연 '의존증'이라고 할 수 있을까? 또 일생일대의 중요한 승부를 걸어야 하는 순간에 다 큰 어른이 성공을 비는 징크스를 반드시 지킨다고 해서, 그런 사람을 '징크스 의존증'이라고 몰아붙여야 할까?

의존증은 사람이 살아가는 데 필요한 '마음의 위안'의 연장선에 있으면서, 어떤 것에 '열심히 몰두'하는 건강한 상태와 아주 비슷하다. 그렇지만 분명 다른 것이다.

그렇다면 '의존'에 '증'이라는 말을 덧붙이게 되는 분기점은 어디일까? 아예 날을 잡아서 '작정하고 먹는 것'과 '과식증'의 차이를 생각해 보면 쉽게 알 수 있을 것이다.

사실 다이어트가 유행하기 전에는 '작정하고 먹는 것'이 여성들의 대표적인 스트레스 해소법으로서 꽤 긍정적으로 취급되고 있었다. 여러분 중에도 혹시 실연이나 직장에서 실수를 해서 어려운 상황에 처했을 때 그런 적이 있었을지 모르겠다. 용기를 북돋아주고 그 상황을 잘 극복할 수 있게 도와주려는 의미에서 자기 자신에게 한턱내는 일. 기본적으로 음식이란 에너지 덩어리다. 그러므로 작정하고 먹는 것은, 힘든 상황을 뛰어넘는 데 필요한 에너지를 보충해야겠다는 일종의 방어본능이었다고 할 수 있다. 좋아하는 것을 먹고 산뜻하게 기분전환을 하고 재충전을 함으로써 하나의 국면을 마무리하는 의미가 있었던 것이다.

반면 다이어트 붐의 부작용으로 갑자기 부상한 스트레스성 과식증은 전혀 다른 병이다. 상습적으로 과식하는 사람이 과식에 빠져들 때는 직접적인 계기가 있든 없든 별 상관이 없기 때문이다. 게다가 '먹는 것은 살찌는 것'이라는 사고방식이 박혀 있어서, 먹으면서 기분전환이 되기는커녕 죄책감과 패배감이라는 스트레스가 덧쌓일 뿐이다. 기분이 말끔해지지 않으므로 뭔가 마무리되었다는 느낌도 없고, 그러다보니 자꾸 과식을 되풀이해 자기혐오감만 키우게 되는 악순환에 빠져드는 것이다.

과식증이 쉽게 고쳐지지 않는 이유를 생리학적으로는 이렇게 설명한다. 우리가 단 음식이나 기름진 음식을 먹으면 뇌에서 호르몬이 나오는데, 당분을 섭취하면 마음을 안정시키는 호르몬인 세로토닌이, 지방을 섭취하면 쾌감 호르몬인 엔도르핀이 분비된다. 이런 음식을 자꾸 먹으면 뇌에 그 호르몬에 의존하는 회로가 만들어져 계속 과식을 하게 된다는 것이다. 그렇다면 쾌감 호르몬의 분비 경로를 바꿔서 과식의 문제를 해결할 수 있을 것이다. 정크푸드를 멀리하고, 제4장에서 소개한 바와 같이 몸과 마음이 함께 즐거운 식생활을 함으로써 쾌감이 발생하는 경로를 바꾸려는 노력이 필요하다 하겠다.

반대로 가능한 한 안 먹고 지내려는 거식증의 경우에도 배고픔의 고통을 잊기 위해 똑같은 엔도르핀이 분비된다. 이처럼 생리적인 증상조차 마음 상태에 따라 그 의미가 전혀 다를 수가 있다. 그러므로 무엇보다 자기 마음속 깊은 곳에 숨어 있는 진짜 원인을 찾아서 해결하는 것이 가장 중요하다.

그러면 '작정하고 먹는 것' 과 '과식증' 이 구별되는 결정적인 차이는 어디에 있을까? 똑같이 많이 먹는 것이지만, '작정하고 먹는 것' 은 문제를 극복하는 방편으로 먹고 있다는 것을 자각하고 있다. 이에 반해 '과식증' 은 문제를 피해 도망치는 방편으로, 아무 자각도 없이 그냥 맹목적으로 먹는다. 아무것도 안 보고 맹목적으로 먹으니 직시해야 할 문제가 고스란히 뒤로 미루어지고, 그러니 당연히 해결되지도 끝나지도 않는다. 앞에서 이야기한 '바꿔치기'라는 것이 바로 이것이다.

　결국 또 많이 먹고 말았다는 느낌, 그것은 무엇인가 하고 싶은 다른 것이 있다는 것이다. 하고 싶은 것이란 대체로 다음 중 하나에 해당할 것이다. 첫째는 본인이 깨닫지 못하고 있는 것, 둘째는 어렴풋이 깨닫고 있지만 모르는 척하고 있는 것, 셋째는 알고는 있지만 '하면 안 된다고' 금지하고 있는 것, 넷째는 하고 싶지만 '어차피 못 한다고' 미리 포기해 버린 것.

　의식의 밑바닥에 "사실은 이게 아닌데……!" 하는 답답함과 짜증이 숨어 있는 사람, 이런 사람이 시선을 돌려 그 욕구를 대신할 수 있는 과식 같은 의존행위에 매달리게 되는 것이다.

　그러므로 우선 자기 자신이 지금 정말로 무엇을 원하고 있는지를 물어봐야 한다. 주변의 간섭을 받지 않는 곳에서 모든 수신 장치를 끄고 조용히 자신을 재점검해볼 필요가 있다. 자기 가슴에 물어보라는 말이다.

　가만히 생각만 하면 그저 제자리를 맴돌고 정리가 안 될 수도 있으니, 눈앞에 종이와 연필을 준비하고 생각나는 대로 적어보는 것도 좋다. 자기 자신과 주변의 상황, 그에 대한 자신의 감정 등을 낙서하듯이 써보는 것이다. 경우에 따라서는 의문을 적고 스스로 대답하는 자문자답도 해보자. 이윽고 뒤엉켜 있던 마음의 실타래가 조금씩 풀리고, 지금까지 생각하지 못한 방법이 떠오를 것이다.

당신이 행동으로 옮기지 않고 마음속에 가두어 놓았던 것에는 '살고 싶은 삶의 방식' 같은 큰 문제에서부터 취미나 배우고 싶은 것 같은 일상생활 속의 문제까지 다양한 것이 있을 것이다. 아니면 주위 누군가에 대한 애정이나 불만 등의 감정을 솔직히 표현하지 못하고 있는 것일 수도 있다.

그것들 중에는 아마 금방 실현할 수 없는 것이 많을 것이다. 하지만 실현되었으면 좋겠다고 마음의 방향만 바꾸어도 겉으로 드러나는 행동에 변화가 생긴다.

본래 마음에서 우러나오는 정직한 생각을 가로막아 안쪽에 깊이 처박아 놓는다는 것 자체가 엄청난 에너지를 소모하는 짓이다. 과식 같은 의존 행위는 그런 마음이 떠오르지 않도록 내리누르는 역할을 하고 있는 것이다. 자기에게 계속 거짓말을 하기 위한 도구인 셈이다.

그러므로 비록 당장은 욕구를 충족시켜 줄 수 없을지라도 원하는 것의 정체를 분명히 깨닫고 그것을 인정해주어야 한다. 그것만으로도 마음속 답답함이 크게 사라지고, 과식증이 해소되는 경우가 적지 않다.

무력감

자기 안의 욕구를 어느 정도 자각하고 자기 문제에서 도망치지 않겠다고 생각하더라도, 마음은 하루에도 수없이 오르락내리락하고 있다. 그러다가 또 '어떤 감정'에 붙잡히게 되면, 철커덕 하면서 마구 먹어 젖히는 회로에 발동이 걸리곤 한다.

그 어떤 감정 중 하나가 무력감이다. 나로서는 이 상황을 바꿀 수 없으며 그런 힘도 없다는 심약한 생각이 들 때, 스르르 먹을 것에 손이 간다. 무의식적으로 약한 나에게 힘을 주고 싶다는 생각에서 나오는 행동이다. 그렇다. 먹을 것은 에너지 덩어리이고, 에너지 덩어리로 무장을 하려고 하는 것이다.

이런 경우에 필요한 것은 나는 힘이 없다고 생각하는 버릇을 고치는 것이다. 여기에는 나중에 설명할 '응급처치 4, 5'가 요긴하게 쓰일 것이다.

또 한 가지 깨달아야 할 것이 있다.

툭하면 다이어트를 하거나 섭식장애에 빠지는 사람들에게 공통적으로 발견되는 특징이기도 한데, 자기 자신도 모르는 사이에 피해의식이 쌓여 있다는 것이다. 피해의식이란 "○○ 때문에 내가 이렇게 됐다."는 식으로 생각하는 것을 말한다. ○○ 안에 들어갈 수 있는 것은 많다. 구체적인 인물이나 환경, 사건일 수도 있고, '이렇게 살찐 몸'일 수도 있다.

대상으로 무엇을 꼽든지 간에 "○○ 때문이라고 생각한다."는 것은 "나는 그것을 해결할 힘이 없다."고 말하는 것을 의미한다. 그런 무력감이 과식의 대표적인 원인이라는 이야기는 이미 한 바 있다.

나 역시도 오랫동안 피해의식을 가지고 있었다. 내가 원망했던 것은 과거의 나 자신이었다. 쑥쑥 클 수 있는 몸을 부모에게 물려받고서도 성장기 내내 다이어트를 해서 10cm나 내리눌러 놨다는 것.

그것은 누가 봐도 내 탓이었다. 원인이 자기에게 있는데 'ㅇㅇ 때문'이라고 생각한다면 그것이 바로 피해의식이 되는 것이다.

피해의식에 사로잡히면 모든 것을 바라보는 시야가 좁아지고 자기중심적이 된다. 내 피해의식이 전기를 맞이하게 된 것도, 가까이 들이대고 있던 카메라를 멀찌감치 떼어내 좀 더 높은 데서 바라볼 수 있게 되었기 때문이었다. 그 당시 우리 어머니는 최대한의 것을 주면서 나를 키우려고 했다는 것, 그런데 내가 그 자연스러운 생명의 흐름과 움직임을 멋대로 파괴했다는 것, 그러므로 이렇게 된 것은 당연하다는 사실을 깨닫게 된 것이다.

말하자면 거기서 내가 나의 피해의식을 깨닫게 되었다는 말이다. '나 자신이 가해자'라는 사실을 깨달으면 'ㅇㅇ 때문'이라는 의식이 거짓말처럼 쑥 들어간다.

그러니 그 피해의식을 깨닫도록 하자. 뚱뚱한 몸 또는 섭식장애가 계속되는 것은 누구 때문도, 체질 때문도 아니다. 내 몸과 내 마음을 괴롭힌 사람은 바로 나 자신이었다.

"괴롭힌 사람은 나였다."

그렇게 씩씩하게 가해자 선언을 하고, 무력한 척하는 상황을 이제 끝내는 것이 어떨까?

영원한 외로움

과식으로 끌려가기 쉬운 감정의 예를 한 가지 더 들어보자. 바로 외로움이다.

하긴 외로움이 과식증을 불러온다는 말도 이제 진부하게 들릴 것이다. 사람은 애정 욕구가 채워지지 않을 때 허전함을 먹는 것으로 메우려고 과식을 하며, 그런 점을 깨닫고 사랑하는 사람과 관계를 개선하고자 노력했더니 긍정적인 결과를 얻을 수 있었다는 연구 결과가 발표된 적이 있다.

이런 식의 연구 결과는 대부분 부모자식 관계를 대상으로 하고 있다. 아닌 게 아니라 그 부분은 상당히 많은 진실을 포함하고 있다. 예를 들어 어린 시절에 부모와의 관계에서 불만을 느끼며 성장하면, 이성 관계를 비롯한 다양한 인간관계에서 그 불만이 반복적으로 나타나게 된다. 외로움을 메우려고 또다시 새로운 외로움을 만들어낸다고 할까? 그렇기 때문에 아무리 열심히 연인이나 친구를 만들면서 외롭지 않은 환경을 만든다 하더라도, 아무도 안 보이는 곳에서는 과식 발작을 일으키곤 하는 것이다.

또 과거에 부모에게 가졌던 불만을 솔직히 이야기해 어느 정도 불만이 해소되었다고 하더라도, 그 부작용으로서 '자기 자신에게 사랑받지 못하는 외로움'이 남을 수가 있다. 어른이 된 이후에는 오히려 나와 자신의 관계가 더 중요한 문제가 되기도 한다. 그리하여 자기가 자기를 사랑하지 못하고, 타인에게 이런 나를 무조건 사랑해 달라고 매달리면서 연애 편력을 쌓기도 한다. 결국은 그런 것도 자기 자신을 만족시켜 주지는 못한다.

이런 경우에는 마음속으로 이러쿵저러쿵 자기 자신을 비판하고 억압하는 버릇을 버려야 한다. 다음에 설명할 '감정의 부정'을 참고하기 바란다.

또 부모와의 갈등을 해결하고 자신을 사랑할 수 있게 되었으며 나아가 생각이 맞는 이성과 결혼해 원만한 가정을 꾸리게 되었다 해도 '외로움' 이 끝나는 것은 아니다. 왜냐하면 외로움이라는 감정은 살아 있는 한 완전히 사라지지 않는 숙명적인 것이기 때문이다. 그것은 아마도 우리가 지금 이곳에 '나' 라는 독립된 형태로 존재하고 있기 때문일 것이다.

이런 나에게 외로움을 느끼게 하는 사람은 가족이나 연인, 친구와 같은 사랑하는 존재만이 아니다. 특별한 호감을 갖고 있지도 않은 동료나 친구일 수도 있고, 특정 인물이 아닌 직장이나 이웃 같은 집단일 수도 있다. 또는 사람이 아니라 도구나 소지품, 나아가 아직 완전히 익히지 못한 기술이나 학문 같은 추상적인 대상이 될 수도 있다. 아무튼 이 세상에 존재하는 유형, 무형의 모든 것이라고 말할 수 있다.

이처럼 우리는 자기 자신이 아닌 어떤 것을 대할 때, 그것이 곧 내가 아니라는 것 그리고 서로 다른 부분이 있다는 것을 느낀다. 그렇기 때문에 충돌과 갈등과 서로 섞이지 못하는 한계에 부딪치며 하나가 되지 못하는 느낌을 받는다. 이것이 외로움의 정체이다. 우리는 외로움을 곧바로 치료할 수 있는 소도구로서 손쉽게 먹을 것을 선택한다. 왜냐고? 먹을거리야말로 틀림없이 하나가 되어 주기 때문이다. 음식이야말로 상대가 바로 나 자신이 되어 주고 서로 뒤섞이는 일치 그 자체이기 때문이다. 과식뿐만 아니라 섹스가 의존 대상이 되기 쉬운 것도 그런 맥락일 것이다.

외로움은 '살아 있다는 증거'라고 하니, 우리는 외로움과 죽을 때까지 함께해야만 할 것이다. 그러면 외로움이 당신에게 입힐 상처를 최소화하기 위해 다음과 같이 생각을 바꾸어보기로 하자.

먼저 내가 다른 것들과 분리되어 있다는 생각을 지나치게 하지 않는 것이다. 사람들과 함께 섞이지 못할 것 같은 생각이 들더라도 '인간은 다 거기서 거기', '결국 하나'라고 생각한다. 상대방이 얼핏 나와는 전혀 상관없어 보일지라도, 세상을 돌고 돌다가 어디선가 다시 만나 서로 도움을 주고받게 될지도 모른다는 감사의 마음을 떠올린다.

그리고 또 하나, 일이 잘 안 풀릴 때는 앞으로 계속 변해 갈 과정의 한 부분에 지나지 않는다고 생각한다. 외로움을 너무 과장해서 느끼지 않도록 해줄 것이다.

감정의 부정

자기에게 필요한 것인지 필요하지 않은 것인지를 판단할 수 없게 된 병이 섭식장애라는 말을 했지만, 사실 이것은 다른 모든 의존증에도 해당하는 말이다.

우리는 매일매일 필요한 것을 선택하고 불필요한 것을 선택하지 않으면서 살아간다. 그런데 그 당연한 판단 기준이 불확실해지면 자신을 잃고 갈팡질팡하게 된다. 그리고 자기도 모르게 불안정함을 눌러놓고 싶은 충동에 사로잡힌다. 먹을 것, 알코올, 약물, 게임, 쇼핑 등과 같은 즉물적인 자극으로 자기를 어떤 것에 갖다 붙이고 싶어 하는 것이다. 이런 즉물적인 의존증을 갖고 있는 사람들이 흔히 보이는 특징으로 '방법 의존증'이 있다. 자기계발 관련 강연이나 강좌를 순례하고 습관적으로 점쟁이를 찾아다니며 운명을 점치곤 하는 것인데, 나도 한때는 그런 시기를 보낸 적이 있다.

자기에게 무엇이 필요하고 자기가 무엇을 원하는지는 자기밖에 알 수가 없다. 그런데 그것을 스스로 알지 못하고 중요한 일을 타인에게 떠넘기면서 찾아 헤매고 있는 것이다. 어떻게 해서든지 자신을 안정시키려는 필사적인 몸부림 같은 것이라고 할까.

그런데 우리 마음은 왜 그런 상태에 이르게 되는 것일까? 원인은 분명하다. 한마디로 '욕구를 드러내기도 전에 주저앉히는 것'이 습관화되어 있기 때문이다. 지금 우리의 몸과 마음에 필요한 것이 있다고 하자. 우리는 필요한 것이 아닌 다른 물건이나 다른 사고방식을 강제로 권유받는 사회에 살고 있다. 내가 그것을 원한다는 욕구가 내 안에서 자발적으로 솟아나기도 전에, 그리고 그것이 진짜 필요한지 그렇지 않은지를 스스로 깨닫고 판단하기도 전에 말이다. 이런 일이 반복되면 자기의 몸과 마음이 무엇을 원하는지 알아차리는 능력이 퇴화해 버린다.

다이어트와 섭식장애가 나란히 증가하고 있다는 것이 아주 좋은 예이다.

"날씬한 상태를 유지하려면 다이어트를 해야 한다."

"다이어트를 하려면 이런 음식을 요만큼만 먹어야 한다."

"건강을 유지하려면 이러저러한 것을 꼭 먹어야 한다."

이처럼 '다이어트와 건강을 위한 영양학'이 관련 업자들의 스케줄에 따라 나날이 새롭게 제조되어 쏟아지고 있다.

내 체질이나 몸 상태를 잘 아는 주변 사람이 정말 사랑하는 마음으로 염려와 간섭을 해주는 것이라면 또 모른다. 그러나 무엇인가를 팔아 매상을 올리려는 획일적인 광고 선전이 과연 정직할 수 있을까?

과학적인 내용을 흉내 낸 지식이 우리의 사고회로 속에 자리를 잡으면 멍텅구리 같은 행동을 하게 된다. 몸이 정말로 원할 때는 '그런 것을 먹으면 살찌니까' 안 된다고 막으면서, 몸이 원하지 않는데도 '건강에 좋다면서' 필요 없는 것을 억지로 먹는 짓을 하는 것이다. 그렇게 몸이 보내는 신호와 몸이 원하는 요구 사항이 충족되지 못한 채 시간이 흐르면 어떻게 될까?

오랫동안 제대로 대접 받지 못하고 있던 몸의 욕구는 사소한 계기가 생기기만 하면 곧바로 튀어나온다. 그것이 과식이라는 형태로 등장하는 것도 지극히 당연하며, 그 반대의 경우도 마찬가지다. 먹는다는 것이 필요한 것을 채우기 위한 행위라는 자각이 없기 때문에 공복 상태를 탐하는 거식을 향해서도 아무런 의문을 제기하지 않고 달려가는 것이다. 수많은 사람들이 의존증에 빠져들 수밖에 없는 토양은 이런 식으로 계속 단단해지고 있다.

의존증이 어떤 행위를 통해서 쾌감 호르몬이 나오는 회로가 만들어진 결과이고, 그래서 쉽게 극복할 수 없는 거라고 설명하면, 왠지 불가항력적으로 의존증에 휘둘리고 있다는 인상을 받는다. 그러나 우리는 그렇게나 불쌍한 의존증 희생자는 아니다. 왜냐하면 사실은 우리 자신이 일부러 그런 회로를 선택한 것이기 때문이다. 우리는 이런 사실을 분명히 직시해야 한다. 우리는 진짜 필요한 것을 원하는 욕구를 억누르고 감수성을 마비시켜서 모든 것을 의식하지 않고 살아갈 수 있도록 일부러 의존증 상태를 선택했다. 현대인에게는 자기 안에서 끓어오르는 욕구의 정체를 정직하게 느끼고 대하는 것이 그만큼 두려운 것이다.

우리는 정말로 하고 싶은 일이나 표현하고 싶은 마음을 피하려고 그 에너지를 의존 행위로 바꿔치기해 속이고 있다. 그러므로 피하고 싶은 것의 정체를 알면 의존증도 수그러들 수 있다.

사실 우리는 태어나서 지금까지 감정에 관해 이래라저래라 하는 지시를 지나치게 많이 받으며 살아왔다. 물론 하면 안 되는 행동이 무엇인지 가르치는 사회성 훈련은 당연히 필요하다. 그러나 실제로는 "그런 생각을 하면 안 돼.", "이 정도의 감각은 있어야지." 등 느낌의 방향을 지시하고 명령하는 신호가 우리를 둘러싸고 있다. 그것은 부모나 주변 사람들이 보내는 무언의 압력에서부터, 상술의 일환으로 온갖 언론매체를 통해 끊임없이 날아오는 메시지에 이르기까지 다양하다. 그것도 어떤 주제나 내용이 있는 말이 아니라, 수없이 바뀌며 유행과 쇠퇴를 반복하는 가벼운 정보로서 말이다.

그런데도 거기에는 왠지 따르지 않을 수 없는, 의문을 제기하거나 하던 일을 멈추고 생각해서는 안 될 것 같은 강제력 같은 것이 있다. 우리는 어떻게든 그런 것에 적응하려 노력한다. 그러는 가운데 놓칠 수밖에 없는 어떤 감정을 '느끼면 안 되는 것'으로 여기고 일부러 안 보려는 습성에 젖어든다.

우리는 느끼는 것 자체를 금지하고 감수성의 회로를 봉쇄함으로써 자기 자신에게 못 느끼는 척할 수 있는 재주를 익힌 것이다.

정리하자면, 현대인은 원하는 것을 드러내기도 전에 주저앉히는 습관 때문에 의존증에 빠지게 되며, 진실을 느끼지 않을 수 있는 곳으로 도망칠 목적으로 스스로 의존증 상태를 유지하려 한다는 것이다.

그런데 도대체 무엇 때문에 그렇게까지 하면서 '느끼는 것'에서 도망쳐야 하는 것일까? 그 이유는, 우리가 정직하게 느끼게 될 때 도태되는 것이 있기 때문이다. 우리가 사는 세상은 필요하지 않은데도 필요한 것처럼 생각하게 만듦으로써 운영되고 있는 것이다. 실제로 이 세상은 우리 한 사람 한 사람이 원하고 있는 것에 비해서 양적으로 과잉되어 있고 질적으로도 방향이 잘못되어 있다. 그런데도 모든 산업이 도태되지 않고 참 잘도 굴러간다. 우리 모두 필요하지도 않은 것을 소비하는 무지몽매함에서 빨리 헤어나야 한다.

바로 지금 자기 자신에게 무엇이 필요하고 불필요한지, 무엇이 유쾌하고 불쾌한지를 물어보자. 이 두 가지를 축으로 해서, 자신의 감수성을 자발적으로 움직이는 것부터 시작해보는 것이다.

그러면 자신의 아픔을 자각하는 힘을 느끼게 된다. 지금까지는 아프다는 사실을 인정하지 않고 그 대신 의존 행위로 눈을 돌려 아품을 달래 왔는데, 이제 그 아픔의 정체를 똑바로 바라볼 수 있는 힘이 자라기 시작하는 것이다.

그러면 이제 됐다. 이제 당신은 의존 행위로 마음의 위안을 삼을 필요가 없어졌다는 말이다.

과식할 필요가
없어지는 비법

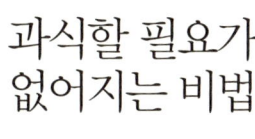

지금까지 이야기를 들으면서 가슴이 시원해지는 느낌을 받은 사람도 있을 것이다. 하지만 아무리 머리로는 이해했다고 해도 몸에 붙어버린 습관은 그렇게 금방 고칠 수 있는 것이 아니다.

그런 습관이 슬쩍 다시 나오려고 할 때 적용할 수 있는 처치법, 그리하여 그만두는 습관을 들이는 데 유용한 핵심 비법을 몇 가지 소개할까 한다.

<응급처치 1> 맛있는 것의 범위를 오감으로 확장한다

의존증에는 종류가 참 많다. 그중에서도 과식증을 선택한 사람이라면, 대체로 몸이 좋아하는 것이 무엇인지 꼽아 보면 가짓수가 얼마 안 된다. 그렇기 때문에 쉽게 손에 넣을 수 있는 음식으로 생각이 쏠릴 것이다. 이것은 몸이 맛있다고 느끼는 기회가 미각에만 치우

쳐 있다는 이야기다. 그러므로 생각을 바꿔 미각 이외에 다른 감각을 사용하는 것으로 확장해 보기 바란다.

나는 의존 대상으로 먹을 것을 선택하기 쉬운 사람은 틀림없이 관능을 따르는 에너지가 강할 것이라고 생각한다.

관능이라고 해서 연애나 성적 쾌락을 가리키는 것은 아니다. 말하자면 육체적인 감각을 마음껏 즐기고 싶은 욕구가 강하다는 말인데, 그만큼 다양한 감각을 느낄 수 있는 감수성을 지니고 있다는 뜻이기도 하다. 그러니 이왕 갖고 있는 다양한 능력을 묻어 두지 말고 충분히 활용해보기로 하자. 구체적인 방법은 다음과 같다.

후각으로 즐기는 맛있는 향기

소리나 화면과 달리 향기는 입자 상태로 되어 있는 물질이 직접 몸에 흡수되면서 느껴진다. 그런 점에서 미각과 비슷하다고 할 수 있다.

최근에는 향기가 갖고 있는 치유 효능에 초점을 맞춘 아로마테라피도 많이 보급되었다. 종류별로 갖춰 놓고 본격적으로 즐길 정도까지는 아니어도 몸 안에 깊숙이 받아들이고 싶은 기분 좋은 향기를 찾아보자. 화학적으로 합성된 향수보다 천연 에센셜오일의 묘미를 즐기는 것이 더 좋지 않을까 싶다.

피부로 즐기는 맛있는 목욕

가을이 한창 깊어가고 있을 무렵 알맞게 데워진 욕조 안으로 들어간 순간, 마치 온몸의 피부세포가 찌르르 하면서 감동하는 듯한 느낌을 받아본 적이 없는가? 몸에 좋은 보약이란 말은 음식물을 놓고 하는 말이지만, 나는 이럴 때 바로 그 말이 하고 싶어진다.

　편안하게 숨을 내쉬고 몸의 표면을 이완시키면서 뱃속을 꽉 조이는, 그런 감각을 꼭 느껴보기 바란다. 여름에 샤워를 할 때도 피부가 물을 쭉쭉 들이마시고 있는 듯한 기분 좋은 느낌을 느낄 수 있을 것이다.

청각과 몸으로 진동을 즐기는 맛있는 음악

당신의 마음이 흔들리고 몸이 춤을 출 것 같은, 온몸의 감각을 일깨우는 음악을 골라 들어보자.

시각으로 즐기는 맛있는 풍경과 아름다운 자연 조형물

이거야말로 눈의 진수성찬이 아닐까?

맛있는 흙

촉촉하고, 적당하게 다져진, 발바닥에 전해 오는 느낌이 기분 좋은 흙을 밟으며 걸어보자. 아스팔트를 걸을 때보다 발바닥에 느껴지는 감각과 자극이 훨씬 많고, 마치 신경 마사지를 받는 듯한 기분이 들 것이다.

맛있는 공기

도시에서 사는 사람이라면 일부러 공기 좋은 곳을 찾아가야 하는 번거로움이 있긴 하다. 그러나 있는 힘껏 들이마시고 싶은 공기가 있는 곳에 가면, 공기만 마셔도 배가 부르다는 말에 고개가 끄덕여질 것이다. 아마도 공기에 들어 있는 풍부한 이온과 미네랄을 들이마시면서 몸이 만족감을 느끼기 때문이 아닐까.

맛있는 햇볕

냉방이 가동되고 있는 실내에 들어가면 땀도 싹 마르고 시원해진다. 한동안 그렇게 있다가 햇볕이 쨍쨍 내리쪼이는 밖으로 나왔을 때, 나는 따뜻한 햇볕에 온몸이 감싸이는 듯한 기분이 참을 수 없을 정도로 좋다. 인간에게 햇볕은 틀림없이 진수성찬일 것이다.

보통 낮 시간을 실내에서 지내는 사람도 햇볕이 있는 동안에는 베란다 같은 곳에 나가서 의식적으로 햇볕을 흡수할 것을 권한다 (물론 직사광선에 피부가 타기 쉬운 사람은 대책이 필요하겠지만).

여기서 맛있는 것이란, 온몸의 세포 속으로 깊이 스며들 것 같은 것을 가리킨다. 사람에 따라 각각 다르겠지만, 대개가 고개를 끄덕일 만한 어떤 경향이 있다.

예를 들면 화학적으로 합성한 것보다는 자연 소재로 된 것, 기계 같은 것을 통해서 가공된 것보다는 천연 상태를 직접 확인할 수 있는 것들이다.

지금까지 만족감을 느끼는 기회가 많을수록 몸과 마음의 에너지 회로가 활발하게 돌아가고 과잉 지방이 몸 안에 쌓이지 않는다고 말했다. 그런데 만족감에도 질적인 차이가 있다. 몸의 감각을 일부만 사용하는 것이나 나중에 허무함을 남길 수 있는 것은 '맛있는 것'의 범주에 들어가지 않는다. 온몸으로 납득할 수 있는 것, 질적으로 수준 높은 쾌감을 느낄 수 있는 순간을 늘리도록 노력하자.

이처럼 자기에게 맞는 수준 높은 쾌감을 찾는 행위야말로 지금까지 못한 '자기 사랑하기'에 해당하는 것이니까 말이다.

〈응급처치 2〉 즉흥 체조의 유쾌함

아직 배가 고프지 않은데 갑자기 뭔가 먹고 싶다는 생각이 들 때, 그것은 당신 안의 에너지가 해방을 요구하고 있다는 신호이다. 몸 안에 저장되어 있는 에너지의 일부가 해방되어 풀려나고 싶어 하는 칭얼거림인 것이다.

먹고 싶다는 것은 에너지를 보충해 달라는 신호가 아닌가? 이렇게 묻는 분이 계실 것이다. 물론 몸이 원하고 있다면 그럴 것이다. 하지만 마음은 칭얼거림을 먹는 것으로 재빨리 바꿔치기를 해버린다.

그러니까 먹고 싶다는 욕구를 진짜로 받아들이지 말고, 진짜로 몸이 원하는 것을 해주도록 하자. 운동장이나 피트니스센터까지 가지 않고도 할 수 있는 비장의 '에너지 해방술'이 있다.

우선 자리에서 일어난다. 아무것도 생각하지 말고, 어떻게 하면 기분이 좋을지 그 생각만 하면서 그냥 마음대로 몸을 움직여보자. 허리를 좌우로 비틀어보기도 하고, 손을 털어보기도 하고, 늘이고 싶은 곳은 늘여도 보고, 비틀고 싶은 곳은 비틀어도 보자. 또 구부리든 늘어뜨리든 돌리든 뛰든, 몸이 움찔움찔 움직이는 대로 자유롭게 계속 움직여보자.

이것이 즉흥 체조다. 하다 보면 춤에 가까워질지도 모른다. 체조든 춤이든 온몸의 감각을 마음껏 즐기며 놀아보자. 스스로 리듬을 타면서 만들어가는 것도 좋고, 좋아하는 음악을 틀어놓고 거기에 맞춰 움직이는 것도 좋다. 그때그때의 기분에 맡기자.

아무도 보는 사람이 없는데도 부끄럽다는 생각이 들 수도 있다. 이런 사람은 눈을 감고 움직이면 된다. 눈을 감으면 움직임에 어떤 제약이 사라져서, 마치 물 흐르듯이 움직일 수 있다.

몇 분이라고 시간을 정해놓으면 일종의 트레이닝이 되어 버리므로 마음껏 하고 싶을 때까지 몸을 놀게 하고 끝내면 된다. 하고 나면 에너지가 막혀 있는 부분도 해소될 것이다.

오늘날과 같이 기계문명에 갇혀서 살아가기 이전에는 일상 속에 춤추는 시간이 있었다. 매일매일 노동 후의 축제 형태로, 또는 특별한 것을 기원하는 의식을 올릴 때, 모두가 자유롭게 춤을 추었다. 인간은 늘 그런 식으로 자신 안에 쌓여 있는 에너지를 잘 순환시키며 살아왔을 것이다.

그리고 보면 즉흥 체조야말로 우리의 본능적인 욕구에 딱 맞아떨어지는 것인지도 모른다. 일부러 춤을 배우러 어디 가지 않더라도 춤출 수 있고, 또 춤춰도 된다.

〈응급처치 3〉 자기 몸을 사랑하는 법

쓸쓸하고 뭔가가 부족한 마음을 먹는 것으로 해결하고 싶을 때가 있다. 그것은 어쩌면 당신의 몸이 당신에게 "나한테 좀 더 관심을 보여줘." 하고 호소하는 것일 수도 있다.

그럴 때는 우선 가슴이나 배를 손으로 부드럽게 어루만지며 마사지를 해보자. 이때 중요한 것은, 이렇게 하면 지방이 분해될 것이라거나 그렇게 되면 좋겠다는 생각을 하지 말아야 한다는 것이다. 그러면 지방이 분해되라고 채찍을 휘두르는 짓이 되기 때문이다. 그냥 "귀여워해 줄게." 하는 마음이면 된다. 육아법과 관련된 책을 보면, 손으로 아기의 피부를 쓰다듬으며 마사지를 해주는 것이 좋다고 한다. 그 자극이 뇌의 신경세포 사이의 연결을 촉진해 지능 발달을 돕는다는데, 바로 이것과 똑같다고 생각하면 된다.

당신의 손으로 전해지는 사랑으로 만족감을 느낀 당신의 몸은, 이제 당신의 잠재의식 속에 있는 진짜 마음이 원하는 행동을 할지도 모른다. 즉, 당신의 진짜 마음이 지금보다 약간 더 마른 상태를 더 기분 좋게 느낀다면, 당신의 몸이 자발적으로 지방을 내놓기 시작할지 모른다는 이야기다.

당신의 몸에서 당신이 가장 싫어하는 부분은 특히 더 사랑에 굶주려 있다. 억지로 좋아하라고 해서 좋아할 수 있는 것은 아니겠지만, 그래도 최소한 "잘하고 있구나." 또는 "불쌍하게도 지금까지 애 많이 썼겠구나." 하면서 위로해주자.

몸이란 이런 것이다. 몸은 평소에 당신이 생각하고 느끼는 마음과는 별도로 따로 존재하는, 독립된 인격과 같은 존재다. 그러니까 당신의 몸은 당신의 사랑과 돌봄이 필요한 애완동물이나 식물과도 같은 것이다.

그렇다. 그것이 당신의 역할이다. 그러므로 혹시 몸이 느끼는 외로움을 해결하려고 섹스 상대를 구한다 하더라도, 결국 임시방편에 지나지 않을 것이고 나중에는 허무함만 남을 것이다. 이유는 당신이 자신을 사랑하지 않았기 때문이다.

임시방편이 아니라 운명적인 사람을 만나 최고의 사랑을 가꾸어간다고 해도, 스스로 만족할 수 있어야 하고, 혼자서 충만할 수 있어야 한다. 바로 이것이 관계 맺기의 바탕이 되기 때문이다. 그러니 부디 이 점을 진지하게 생각해보기 바란다.

〈응급처치 4〉 과정을 받아들이는 각오

다이어트 붐 이후로 '작정하고 먹는' 과식 행동의 의미가 바뀌었다. 결코 기분전환이 될 수 없는, 자기가 자기에게 내리는 일종의 벌이 된 것이다. '못난 나'를 느끼는 저조한 기분 상태에서 그에 걸맞은 '못난 행위'에 몰두하는 자학 행동이다. 즉, 다이어트나 섭식장애는 모두 '지금의 나 자신'을 부정하는 지점에서 출발한다. 이 점을 주의해야 한다.

"지금의 나는 없다고 칠래. 눈을 감고 있는 동안 갑자기 하늘에서 뚝 떨어진 것처럼 이상적인 나 자신이 나타나게 해줘." 이렇게 떼를 쓰고 있는 형국인 것이다. 여기에서 빠져나올 수 있는 방법은 간단하다. 바로 그 사태의 출발점인 '나 자신의 부정'을 그만두는 것이다.

억지로 현재 상태의 모든 것을 다 긍정하자는 말이 아니다. 안 된다 싶은 것은 안 된다고 생각해도 된다. 아주 단호하게 "이 상태가 싫어!" 또는 "이 상태는 잘못됐어!" 하고 느끼는 것도 때로는 필요한 법이다. 그것이 자신의 궤도를 수정해주는 힘이 되기도 하기 때문이다.

지금 자기가 있는 '자리'를 인정하고 거기에 딱 들어가 앉는 것. 그렇게 될 때 신기하게도 몸과 마음의 에너지 순환이 제대로 이루어지기 시작한다. 그때야 비로소 절대 멈추는 법 없이 변해 가는 시간의 흐름에 올라탈 수 있기 때문이다.

그렇게 시간의 흐름에 맡기면 날씬해질 수 있을 텐데, 그렇게 하지 못하는 경우가 많다. 그때까지 기다리는 과정을 생략하고 단숨에 건너뛰어 원하는 결과를 얻으려고 '단기 속성 다이어트'를 선택하는 것이다. 이로써 몸은 움직임을 멈추고, 결국 쓸데없는 시간을 낭비하는 꼴이 된다. 생략하려고 들면 오히려 시간이 더 지체되는 반동의 원리, 이것을 명심하자.

요컨대, 필요한 과정을 피하지 말자는 것, 지금이라는 이 시간을 거부하지 말자는 것이다. 피하고 싶고 싫은 상태도 '그런 단계'가 있다고 받아들이고, 잘못된 상태도 '하나의 단계'로 받아들이자. 도망치지 말고 그냥 그 자리에 있노라면, 시간이 당신의 의지를 훌쩍 뛰어넘어 다른 세계로 당신을 데려다줄 것이다. 그 시간을 부정하고 생략하려고 하지 말 것. 온몸으로 경험하다 보면 반드시 '그때'가 온다.

그래도 마음은 살아 움직이는 존재여서 변덕을 부릴 때가 있다. "내가 해낼 리가 없지." "나는 왜 이렇게 뚱뚱한 걸까?" 이렇게 한탄하는 마음이 끓어오르기도 한다. 그럴 때 응급처치 방법은 다음과 같다.

우선 한탄하는 목소리에게 이렇게 대꾸하자. "정말로 못할까?" "진짜로 뚱뚱한 걸까?" 이처럼 거꾸로 되묻는 버릇을 들인다.

이때 "아니야. 열심히 노력하면 될 거야."라든지 "아니, 그렇게 뚱뚱한 것은 아니야." 하고 억지로 다독이며 애쓸 필요는 없다. 그런 대답을 유도하려는 것이 아니다. 좀 더 뉘앙스를 살려서 표기하자면 이런 정도가 될 것이다.

"정말로 못할까아⋯⋯⋯⋯⋯?"

"진짜로 뚱뚱한 걸까아⋯⋯⋯⋯⋯?"

마치 아무것도 모르는 어린아이가 순진무구하게 남의 말을 따라하듯이, 힘을 빼고 묻는 의문문이라고 할까.

여기서 정말로 어떻다는 결론을 낼 필요는 없다. 이렇게 하다 보면 완강하게 자기를 부정하는 방향으로만 기울던 당신의 마음이 중화되어 중립을 지킬 수 있게 된다. 어떤 일이든지 변화란 중립 상태에서 잘 일어나는 법이다. 그렇다. "아직도 안 빠졌어.", "진짜 왜 이렇게 안 빠지는 거야!" 하면서 당신이 비판의 채찍을 휘두르는 동안, 당신의 몸은 주눅이 들어 마음 편히 변할 수가 없었다. 그렇지 않은가?

 마치 기적이 아닐까 싶은 그런 일은, 우리가 감시의 눈을 소홀히 한 사이에 일어나게 되어 있다.

〈응급처치 5〉 감정은 먹을 수 있는 영양소다!

외로움을 비롯해서 정체를 알 수 없는 불안한 감정이 수없이 올라온다. 우리는 그런 감정을 똑바로 마주하지 않고 넘어가기 위해 '과식'이라는 마취제를 선택해 왔다. 마취제는 아픔을 못 느끼게 하는 데서 그치지 않고 풀어야 할 문제를 계속 뒤로 미루게 만든다. 그런 점에서도 가능한 한 빨리 해결해야 할 필요가 있다.

 자기 안에서 정체 모를 감정이 끓어오르면 일단 멈추어 서자. 한 발짝 성큼 내딛으면서 마치 앞에 신선한 공기라도 있는 듯 가슴 깊이 들이마신 다음 마음껏 그 맛을 음미한다.

 "외로워. 외로워. 외로워……."

 "싫어. 싫어. 싫어……."

 "어떡해. 어떡해. 어떡해……."

 이러면서 질퍽거리는 생각의 에너지를 들이마시고 꿀꺽덕 삼킨 다음, 눈을 질끈 감거나 실눈을 뜬 상태로 집중한다. 가슴을 크게 부풀리면서 음미하듯이 조금씩 흡수한다.

 그 상태를 상상해보라. 놀랍게도 마치 음식을 먹고 에너지를 보충한 듯이 가슴속이 에너지로 가득 차오른다.

 여기서 우리는 눈에 보이지도 않고 잴 수도 없는 감정이라는 것도 마치 음식물처럼 영양과 에너지를 갖고 있다는 추측을 할 수 있다. 그뿐만 아니라 '좋은 감정'과 '나쁜 감정'이라는 구별도 없다. 웬만하면 피하려고 하는 부정적인 감정이라도 적극적으로 받아들이면 나의 에너지가 된다는 것이다.

예를 들면 '자신이 없다는 느낌'도 에너지가 된다. 다만 이 경우에는 느낌을 음미하는 방법에 요령이 필요하다. 글로 표현해보자면 이렇다.

"못하겠어. 못하겠어. 못하겠어……."

이렇게 심각한 척 무게를 잡으며 단정을 지으면 안 된다.

"못하겠어어어. 못하겠어어어. 못하겠어어어……."

이와 같이 감정을 실어서 방출하는 것이다. 그러니까 그냥 그 기분만 해방시켜 주면 된다는 말이다.

감정의 에너지가 출구를 찾아 헤매고 있을 때, 그것을 틀어막으려고 불필요한 음식을 더 먹고 더 많은 에너지를 들여오면, 당연히 몸은 더더욱 무거워질 수밖에 없다. 그러나 자기 안에서 솟아나는 감정을 부정하지 않고 다 받아들이겠다는 마음으로 꼭 끌어안으면, 스스로 움직이는 에너지로 형태를 바꿀 것이다. 마치 '자가발전'을 하듯이 자기 자신의 에너지로 자기 자신을 지킬 수가 있다는 말이다.

사람은 살아가면서 마음의 위로가 필요한 순간을 수없이 많이 만나게 된다. 처음에는 밖에 있는 것을 버팀목으로 삼기도 한다. 그러나 자기 안에서 솟아오르는 것에 스스로 의지하게 되면 '열중'이라는 것을 알게 된다. 바로 그렇게 되었을 때 비로소 의존증을 선택할 필요가 없어지는 것이다.

* * *

'날씬해지기 위한 다이어트'라는 미신, 그로 인한 섭식장애와 다이어트 의존증. 이 우스꽝스러운 연극은 언제까지 계속될까?

나는 이 연극의 막이 머지않은 장래에 내려질 것이라고 생각한다. 비록 지금은 잠들어 있지만, 우리 안에 에너지 자원이 가득하다는 것을 알고 있기 때문이다. 우리의 몸과 마음에 일관되게 흐르고 있는 의지와 감정의 에너지 말이다. 과연 현대를 살아가는 우리가 그 미개발 상태의 무궁무진한 자원을 어디까지 개발해낼 수 있을까?

모든 것은 '스스로 깨닫는 힘'을 단련하는 데서 시작될 것이다.

맺는 글

뒤늦게 발견된 '안티 다이어트'의 과학적인 근거

이 책의 원고를 마친 후, 나로서는 무척 감개무량한 뉴스를 접하게 되었다.

'간장이 비만 방지에 한몫, 뇌에 명령을 내려 대사 촉진'

2006년 6월 16일자 산케이신문 조간 1면 기사 제목이었다.

내용을 요약하면 이렇다. 간장 세포에 지방(소위 내장지방)이 지나치게 쌓이면, 간장이 그것을 감지하여 뇌를 통해서 온몸의 지방조직에 '위험 신호'를 보낸다. 그러면 기초대사량이 증가해 온몸의 지방조직이 축소되고 혈당치도 내려간다. 이렇게 해서 비만이나 당뇨병이 되는 것을 방지하는 메커니즘이 있다는 것이 토호쿠대학의 동물 실험으로 밝혀졌다.

나는 묘한 기시감을 느꼈다. 잘 알고 있는 이야기를 다시 들은 듯한 느낌이었던 것이다. 이 책을 여기까지 읽은 독자 여러분도 마찬가지일 것이다. 새롭게 '발견'되었다는 내용이, 내가 지금까지 주장해 온 내용과 정확히 일치하고 있으니 말이다. 구체적으로 말하자면, '안티 다이어트 슬리밍'의 다음과 같은 부분이다.

① 몸에는 본래 불필요한 피하지방을 자기 스스로 판단해서 내다 버리는 능력이 갖추어져 있다.

② 다이어트를 계속하면 피하지방을 쌓아두려는 반동 현상이 나타난다. 이와 반대로 많이 먹으면 몸은 피하지방을 내다버리기 쉬운 대사 메커니즘으로 돌아선다.

우리 몸의 장기는 지나치게 들어온 지방을 스스로 배출하는 '지성'을 갖추고 있다. 나는 칼로리 계산의 두려움에서 벗어나지 못하는 사람들에게 이런 사실을 알리고자 노력해 왔다. 그런데 그런 사실을 의학적으로 뒷받침해주는 소식이 들리니, 마치 원군을 얻은 기분이었다.

그리하여 나는 곧바로 감사하는 마음을 담아서 그 연구실에 연락을 취했다. 그러나 내 생각과는 약간 다른 대답을 듣게 되었다. 실험 연구의 목적은 어디까지나 그런 질병을 앓고 있는 사람들을 치료하는 데 있으며, 일반적인 다이어트와 관련시키는 것은 본래 의도와 거리가 있다는 것이다. 연구의 초점은 당뇨병 치료에 활용하는 데 있다는 진지한 답변이었다.

이 일을 통해서 나는 서양의학을 전공하는 사람들과 내 입장이 다르다는 것을 다시 한 번 확인하게 되었다. 몸의 현상을 마음이 함께 작용하는 전체적인 에너지 순환으로 파악하면서 자기 안의 느낌을 중시하는 내 사고방식은, 몸의 현상을 개별적으로 파악하고 밖에서 분석의 메스를 들이대는 서양의학과는 거리가 있다. 그보다 오히려 대체의학이나 동양의학 쪽에 더 가까울지도 모른다.

이 책을 출간한 이후 서양의학이나 영양학적 상식에 어긋난다고 비판받았던 내 '추론'이 올바른 것임을 뒷받침해 주는 과학적인 정보를 계속 접하고 있다. 제2장에서 소개한 장내세균이나 당사슬의 작용이 좋은 예이다.

무엇이든 정확히 자기 자신의 느낌에 준거한 사실이라면, 비록 그 당시에는 좀 별난 주장으로 여겨진다고 해도 나중에 과학적인 '발견'이 이루어진다. 분명히 사람은 누구나 자기 자신의 몸에 전문가가 될 수 있다. 앞으로 몇 십 년 후, 감정에도 에너지가 있고 그 것이 영양분으로 작용한다는 사실이 발견되지 않으리라는 보장이 없는 것도 아니지 않는가?

그리고 보니 얼마 전에 '흰까치콩 다이어트'에 따른 부작용 소동이 있었다. 어떤 텔레비전 방송에서 흰까치콩을 살짝 볶아 분말로 만든 것을 밥에 섞어 먹으면 다이어트에 좋다고 추천했다. 흰까치콩 속에 들어 있는 파세올린이라는 단백질 성분이 탄수화물 흡수를 억제하는 작용을 해 다이어트가 된다는 것이었다. 그러나 그 콩 속에는 독성을 지닌 또 다른 단백질 성분인 피토헤마글루티닌이 들어 있었다. 결국 그 독성 때문에 식중독을 일으킨 사람들이 속출했고 거의 한 달 내내 피해자가 발생했으며 그중에는 입원하는 경우까지 있었다고 한다.

다들 아시겠지만, 콩은 대개 날것으로 먹지 않는다. 늘 하던 대로 삶아서 먹었다면 단백질이 열 변성을 일으키면서 독성을 갖지 않았을 것이다. 물론 파세올린의 그 '바람직한' 작용도 함께 사라지는 황당한 결과를 맞이했겠지만 말이다.

아무튼 특정 먹을거리를 '살 빼는 약'으로 취급했다는 점에서 '파인애플 다이어트' 소동이 떠오른다. 다만 이번 사례는 피해 정도가 더 심각한데, 어쩌면 이 세상을 향한 경고의 수위가 그만큼 높아졌다는 것을 의미하는지도 모르겠다.

최근에 들어와 발생한 다이어트 피해 사례를 살펴보면, 유해 성분이 함유된 중국제 '살 빠지는 약'으로 인한 사망 사고가 많았다. 하지만 어느 정도 주의력이 있는 사람이라면 인공적인 약물에 손대지 않았을 테니 그 사건은 좀 특수한 경우라고 볼 수도 있다.

그러나 흰까치콩 소동의 경우는 다르다. 몸에 좋은 건강식품을 대표하는 콩이라는 점에서 생각해봐야 할 부분이 있다.

아무리 '몸에 좋은 식품'이라 하더라도 억지로 먹거나 먹이려 하면 안 된다는 것이다. 그 순간에 자기 몸이 원하지 않는 것을 강요하면, 또 부자연스러운 방식으로 가공한 것을 강요하면, 몸은 분명하게 자기 의사를 표현한다. 몸이 "그런 거, 필요 없어!"를 가장 극명하게 외치는 형태가 바로 식중독이니까 말이다.

이제는 특정 식품을 놓고 "이것을 먹으면 다이어트가 된다."며 살 빠지는 약 취급을 하지 말자. 또 특정 식품을 놓고 "이것을 먹으면 살찐다."며 살찌는 약 취급도 하지 말자. 이것이 내가 하고 싶은 말이다. 그때그때 몸이 원하는 음식을 먹으면 그것이 바로 '약'이 되는 것이다.

1년 내내 "○○가 다이어트에 좋다."는 말이 마치 비눗방울처럼 나타났다가 사라지고 있다. 물론 그중에는 성공한 사람도 극소수 있을 것이다. 그러나 그것은 바로 그때 그 사람 몸에 필요했기 때문에 가능했던 일이다. 그 일례를 자신에게 그대로 적용해서 똑같이 잘될 거라는 보장은 아무데도 없다. 어떻게 하면 잘될 것인가는 자기 몸이 훨씬 잘 안다.

수없이 많은 사람들이 다이어트 의존증이나 섭식장애를 안고서 방황하고 있다. 그 사람들이 탈출구를 찾아 나오는 데 조금이라도 도움이 되기를 바라면서 이 책을 세상에 내보낸다.

안티 다이어트에 굳은 믿음을 가지고 지지해준 많은 분들에게 감사드린다.

나쓰메 마쓰리코

추천의 글

다이어트에 현혹되지 말기를

우리 몸의 메커니즘은 '자동조절'로 작동하게 되어 있고 또 그렇게 해서 건강을 유지하고 있다. 예를 들어 추울 때는 덜덜 떨게 만들어서 열을 발생시켜 체온 저하를 막도록 작동한다. 먹을 것이 필요할 때 배고픔을 느끼는 것도 마찬가지다.

  나는 소아과 의사로서 매일 아이들을 대하고 있는데, 보호자에게 가장 먼저 묻는 것이 두 가지 있다. 식욕이 있느냐, 기분 상태가 어떠냐 하는 것이다. 이 두 가지만 문제가 없으면, 어디가 아프건 간에 일단 중병은 아니다.

  다이어트를 하면 생명 유지를 위한 자동조절 장치가 망가지기 때문에 건강 상태가 나빠진다. 저자의 이야기 가운데 중요한 것을 몇 가지 정리해보면 다음과 같다.

- 다이어트는 우리가 지니고 있는 지혜로운 능력을 일부러 막아버리는 작용을 한다.
- 기아를 견뎌낼 정도로 살이 빠지기 어려운 체질을 특별히 양성하는 트레이닝, 바로 이것이 다이어트의 실체이다.
- 다이어트는 하면 할수록 날씬해지는 게 아니라 살이 찐다. 이런 사실을 인정하지 않고 살 빼는 데 매달리면 섭식장애로 이어질 수밖에 없다.

그리하여 저자는 식욕을 따르면 된다고, 식욕에 충실하라고 당부하고 있다. 자동조절 장치를 망가뜨리면 건강을 해친다고 경고하는 것이다.

여러분 모두가 자신의 자동조절 장치를 소중하게 여기고, 다이어트 같은 데 현혹되지 말기를 바란다.

다시모 마사아키(의학박사)

부록

다이어트 법칙을 무효화하는 일곱 가지 역설

① **모자람은 지나침만 못하다.**

필요한 것보다 적게 먹는 것은 지나치게 많이 먹는 것과 똑같이 몸을 뚱뚱하게 만드는 원인이 된다. 지나침은 모자람만 못하다는 말을 거꾸로 비틀어 봤다.

A 몸 상태의 변화로 자연스럽게 식욕이 줄었다. 또는 본래 지나치게 많이 먹던 사람이 적당한 식욕으로 적당한 양을 먹게 되었다.

≠

B 살을 빼려는 생각으로 식욕을 억제해서 먹는 양이 줄었다.

A와 B에 대해서 몸은 아주 다른 반응을 나타낸다. 몸은 '결핍' 되어 있던 상태를 결코 잊지 않기 때문이다. 그래서 만족시켜 주는 경험이 필요하다.

② **섭취 칼로리를 늘리고 소비 칼로리를 줄이면 살이 빠지는 경우도 있다.**

칼로리 부족 상태를 만들어서 살을 빼는 것이 아니라 부족함이 없도록 함으로써 몸이 자발적으로 살을 뺄 수 있는 힘을 활성화한다.

③ **의지가 강하면 안 된다.**

식단이나 운동을 정해 놓고 하지 말고, 그때그때 욕구에 맞춰 대응하면 더 빨리 날씬해진다.

④ **식욕이 있을 때 살이 빠진다.**

마음이 아니라 몸이 왕성하게 먹는 것을 원할 때는 지금 몸이 그만큼 에너지를 원하고 있는 상태라는 것이다.

⑤ **살찌는 음식이란 존재하지 않는다.**

음식은 '살찌는 약'이 아니다. 당신이 살찌는 원인은 '에너지를 남아돌게 만드는 상황'에 있다. 그것이 몸으로 나타나는 것뿐이다.

⑥ 살찐다는 것은 부족한 영양소가 있다는 증거다.

어서 빨리 줄이고 없애려고 하기 전에, 지금 부족한 것을 보충하려는 발상이 중요하다.

⑦ 외식이나 술자리를 가질 기회가 많을 때 살이 빠지는 경우도 있다.

자기 손으로 음식을 만들어 먹을 때보다 손이 많이 간 맛있는 야채 반찬을 먹을 수 있다. 또 그만큼 감사하는 마음과 만족감이 커서 대사활동이 활발해진다.

몸이 들려주는 소리를 잘 듣기 위한 생활 속의 마음가짐

① 먹고 싶을 때는 먹고, 먹고 싶지 않을 때는 먹지 않는다.

식욕에 충실한 것이 '먹어도 살 안 찌는 체질'이 되는 첩경이다.

② 필요한 영양소는 사람에 따라 다르다. 같은 사람이라도 때에 따라 다르다.

외부에서 입력된 정보가 아니라 자기 안에서 솟아나는 것이 진짜다.

③ 지금 그것이 진짜 먹고 싶어?

지금, 내 몸에 물어보자. 가슴에서 배에 이르는 부분이 '몸의 의지'가 거하는 공간이다. 점잖은 척 억지로 참을 필요는 없다.

④ 몸 상태의 균형이 바로잡히면 체형도 본래 모습으로 되돌아온다.

체형을 억지로 날씬하게 바꾸려는 노력은 결국 헛수고가 되거나 반동이 따르기 마련이다. 그보다는 마치 식물을 기르듯이 그때그때 몸의 욕구를 만족시켜 주자. 그렇게 몸 상태의 균형을 잡아주면 몸의 조절 능력이 활성화되어 살이 빠질 것이다.

날씬해지고 싶다면 다이어트를 그만둬라

초판 1쇄 인쇄 2013년 5월 5일
초판 1쇄 발행 2013년 5월 10일

지은이 나쓰메 마쓰리코
옮긴이 임정희
펴낸이 명혜정
펴낸곳 도서출판 이아소

등록번호 제311-2004-00014호
등록일자 2004년 4월 22일
주　소 121-841 서울시 마포구 서교동 487 대우미래사랑 1012호
전　화 (02)337-0446 | **팩　스** (02)337-0402

책값은 뒤표지에 있습니다.
ISBN 978-89-92131-70-4 13510

도서출판 이아소는 독자 여러분의 의견을 소중하게 생각합니다.
E-mail : iasobook@gmail.com